# 何でも調べればわかる今、レジデントノートがめざすもの

創刊 22 年目となったレジデントノート。
皆さまの声を聞きながら、
「研修医が現場で困っていること」や「意外と教わらないこと」、
「研修中に必ず身につけたいこと」を取り上げます。

そして、研修医に必要なことをしっかり押さえた、
具体的でわかりやすい解説を大切にします。

救急外来や病棟はもちろん、新しい科をローテートするとき、
あるテーマについて一通り勉強したいときも
ぜひ本誌をご活用ください。

私たちはこれからも読者の皆さまと
ともに歩んでいきます。

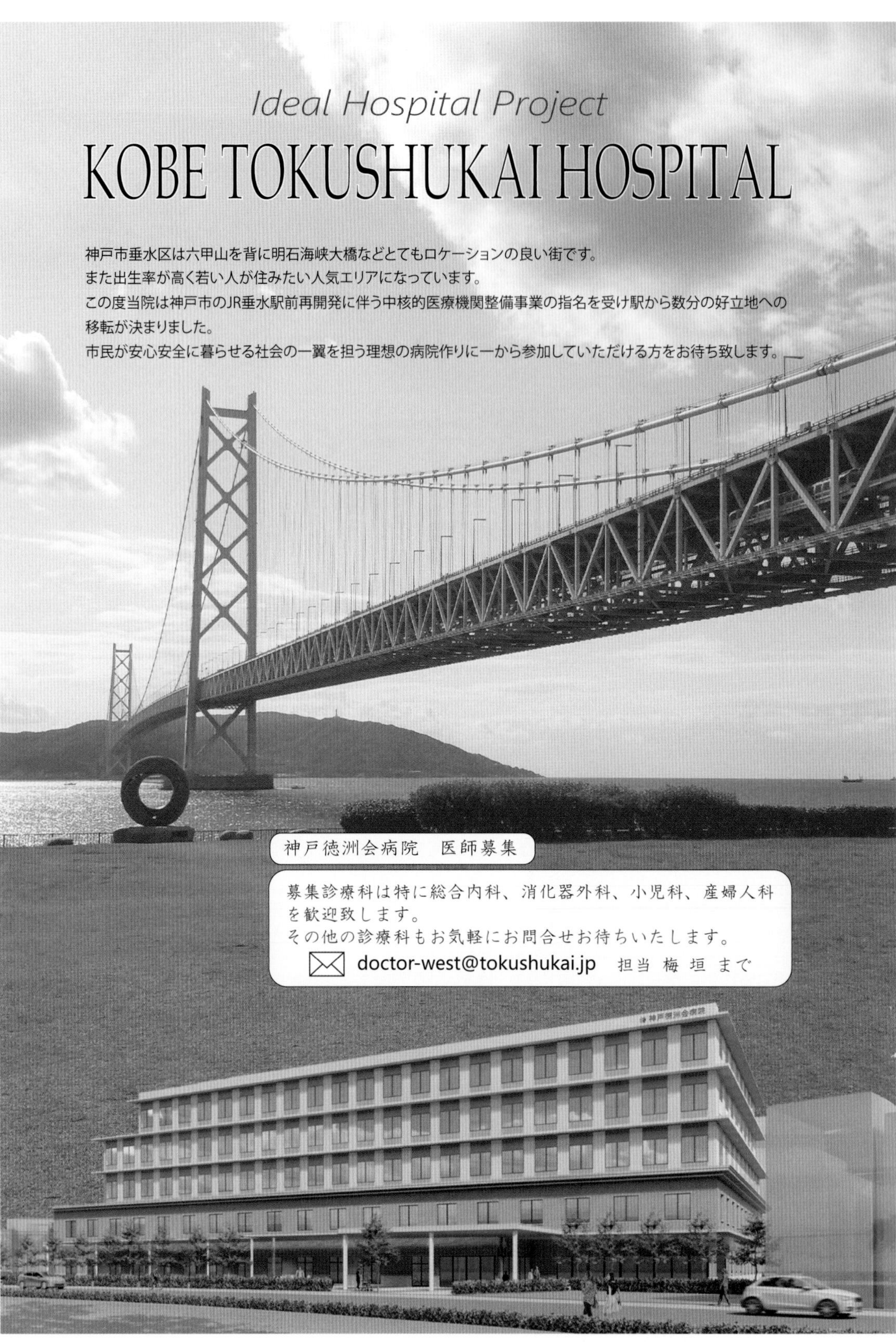
Ideal Hospital Project
KOBE TOKUSHUKAI HOSPITAL
神戸市垂水区は六甲山を背に明石海峡大橋などとてもロケーションの良い街です。
また出生率が高く若い人が住みたい人気エリアになっています。
この度当院は神戸市のJR垂水駅前再開発に伴う中核的医療機関整備事業の指名を受け駅から数分の好立地への移転が決まりました。
市民が安心安全に暮らせる社会の一翼を担う理想の病院作りに一から参加していただける方をお待ち致します。
神戸徳洲会病院　医師募集
募集診療科は特に総合内科、消化器外科、小児科、産婦人科を歓迎致します。
その他の診療科もお気軽にお問合せお待ちいたします。
doctor-west@tokushukai.jp　担当 梅垣 まで

レジデントノート
contents
2021 2
Vol.22-No.16

特集

# 救急外来・ICUでの採血検査

何がどこまでわかるのか？ 診療にどう活きるのか？
いつも行う検査の選択・解釈の基本を教えます

編集／志馬伸朗（広島大学大学院 医系科学研究科 救急集中治療医学）

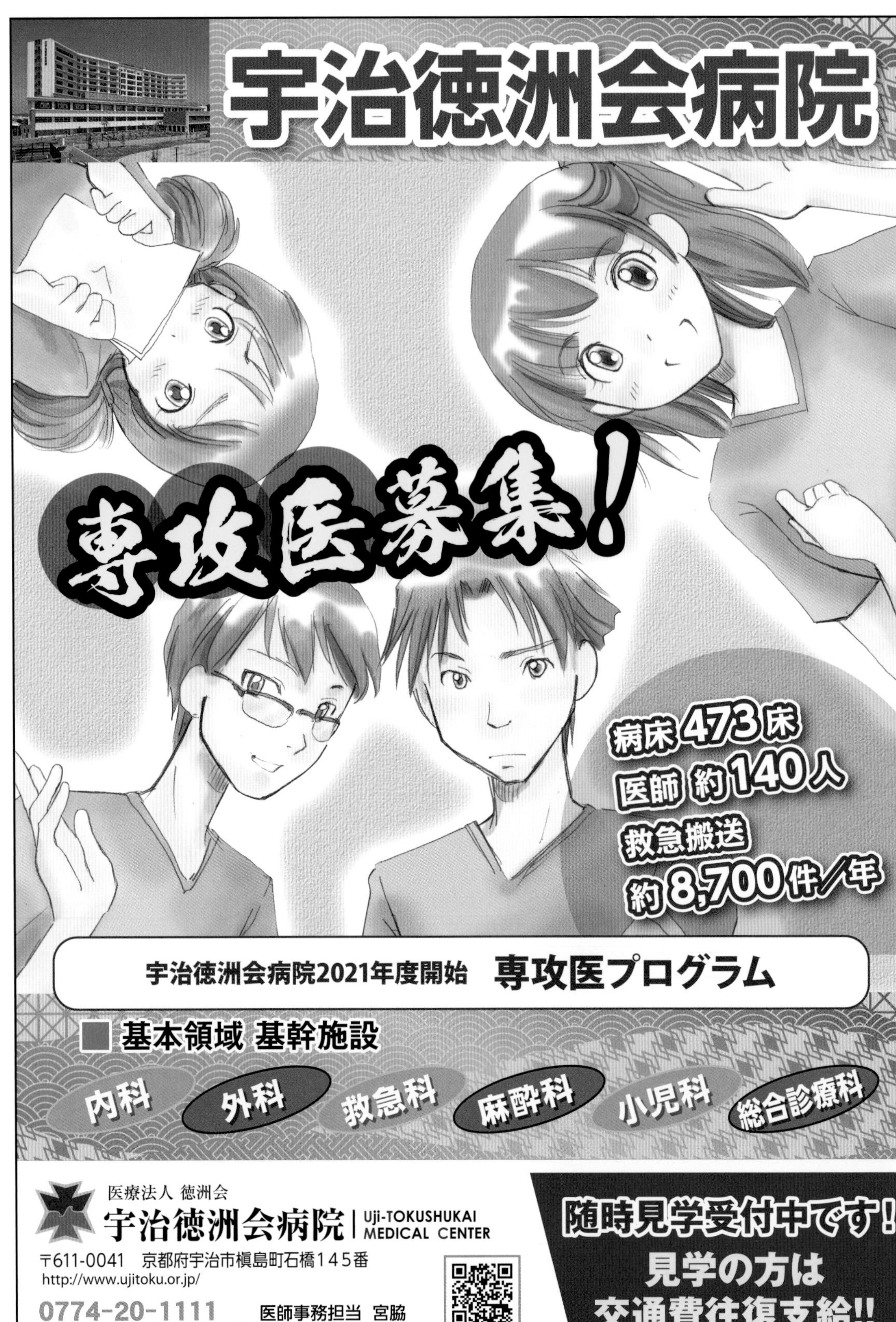
宇治徳洲会病院
専攻医募集!
病床 473 床
医師 約 140 人
救急搬送
約 8,700 件/年
宇治徳洲会病院2021年度開始 専攻医プログラム
基本領域 基幹施設
内科
外科
救急科
麻酔科
小児科
総合診療科
医療法人 徳洲会
宇治徳洲会病院 Uji-TOKUSHUKAI MEDICAL CENTER
〒611-0041 京都府宇治市槇島町石橋145番
http://www.ujitoku.or.jp/
0774-20-1111
t.miyawaki@ujitoku.or.jp
医師事務担当 宮脇
随時見学受付中です!
見学の方は
交通費往復支給!!

レジデントノート
contents
2021 Vol.22-No.16 2

# 連載



※Step Beyond Residentはお休みさせていただきます．

# 実践！画像診断 Q&A - このサインを見落とすな

# Case1

[救急画像編]

WEBで読める!

## 発熱をくり返す20歳代女性

（出題・解説）山内哲司

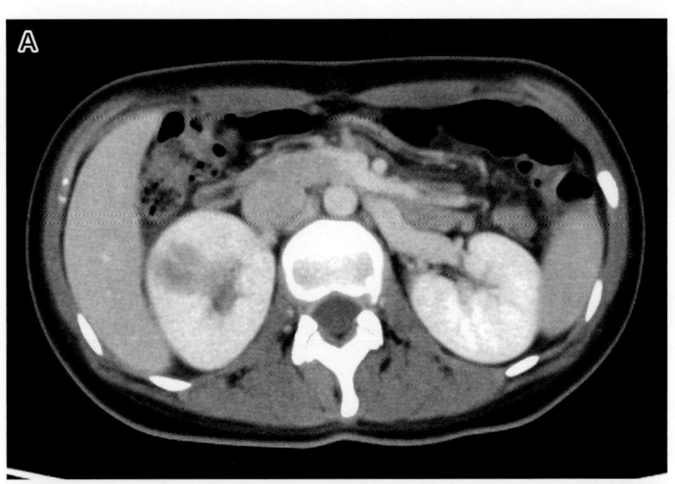

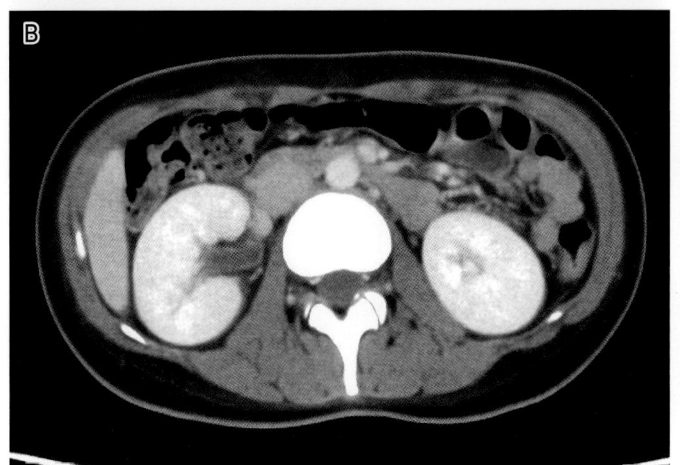

図1　腹部造影CT横断像
AはBより頭側.

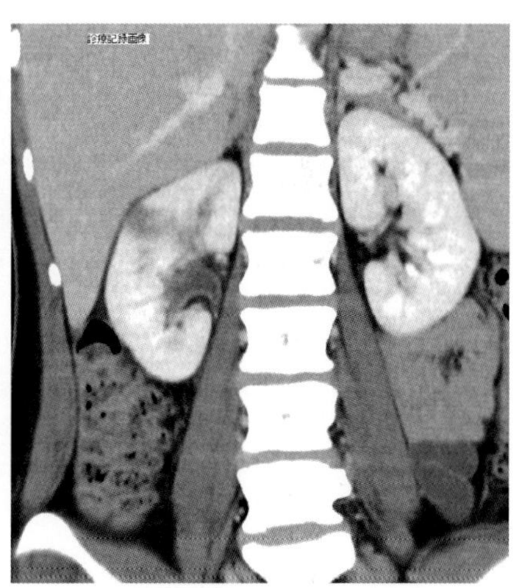

図2　腹部造影CT冠状断像

**病歴**

**病歴**：1週間前に発熱，背部痛を認め近医受診．抗菌薬を処方され，一度は解熱したが昨日より再び発熱を認めた.
**既往歴**：特になし
**身体および検査所見**：体温38.8℃．右背部に鈍い自発痛．血液検査上，炎症反応が上昇.

**問題**

**Q1：造影CT（図1，2）の所見は？**
**Q2：診断は？**

Satoshi Yamauchi
（奈良県立医科大学 放射線科・総合画像診断センター）

web上にて本症例・図1の全スライスが閲覧可能です.

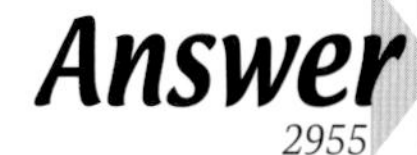

**ある1年目の研修医の診断**

右腎に造影の鈍い部分が認められます．腎盂腎炎でしょうか…？でも僕の知っている腎盂腎炎とはイメージが少し違います．

**解答**

## 急性巣状細菌性腎炎（AFBN）

A1：右腎の一部に造影効果が淡い部分が認められる（図1A，図2►）．また右上部尿管は対側に比して少し拡張し尿管壁の造影効果もやや目立つ（図1B►）．
A2：急性巣状細菌性腎炎．

**解説** 急性巣状細菌性腎炎は尿路・腎感染症の1つで，腎実質の腫瘤様構造の形成を特徴とした細菌性感染である．名称が長いため，英語名acute focal bacterial nephritisの頭文字からAFBNと呼ばれることが多いかと思う．commonな疾患である腎盂腎炎から感染が遷延するとAFBN，さらに病態が進み膿瘍を形成すると腎膿瘍と呼ばれる病態になると考えられており，同側の腎内に複数の病態が混在していることもしばしばある．明らかな腎膿瘍になると経皮的ドレナージ術などを考慮する必要があるが，腎盂腎炎とAFBNは基本的に抗菌薬などで保存的に治療されることが多いため，臨床現場では両者を明確には区別せず一連の疾患として扱っていることもある．

画像診断は超音波やCTが用いられる〔超音波についてはレジデントノート増刊「できる！ 使いたくなる！ 腹部エコー」（Vol.22 No.14）も参考にしていただきたい〕．単純CTでは異常を指摘することが難しく，造影CTで造影良好な腎実質のなかに，造影効果が低下している腫瘤状の部分が認められる．少し時間の経過した後に撮影する排泄相においても造影効果が低下していることが一般的である．これらが画像的特徴になるのだが，これだけでは腫瘍性病変との鑑別が問題となる．

腎盂腎炎をはじめ，多くの「感染・炎症」では脂肪織混濁，脂肪織濃度上昇が特徴となり，本コーナーでも何度も解説してきた．本症例も間違いなく，感染・炎症性の病態であるため，通常であれば認められるはずである．しかし今回紹介した本症例では，辺縁部にわずかにみられる程度で，ほとんど認められない．これには病歴も影響している．AFBNは腎盂腎炎から移行する病態と考えられているが，腎盂腎炎は発熱することが一般的であり，疑われた場合にはまず，本症例のように抗菌薬などが投与されていることが多い．これで「治癒しきらなかった部分」が本疾患に移行しうるため，その周囲の脂肪への炎症細胞浸潤や血管怒張などを見ているものと考えられる脂肪織濃度上昇という感染・炎症性疾患を疑うための有力な所見は乏しいことがある．ここがピットフォールとなり，診断を誤る可能性があるのだ．抗菌薬だけではなく，一緒に内服していることも多いNSAIDsなどで発熱がほぼ認められないという状況も想定される．

本コーナーでは過去に何度も，身体所見や病態と画像所見との関係を示してきた．それらを通じて，画像診断を単なる絵合わせではなく，病態解釈のための大切な手段であると捉え，その技術や学問の奥深さを1人でも多くの読者に知ってもらいたいと願っている．オンライン診療の普及の必要性が叫ばれている昨今，これからは画像からも今までより多くの臨床情報を得る必要性が出てくる可能性もあるため，このような視点から今一度，目の前の画像に向かい合ってほしい．

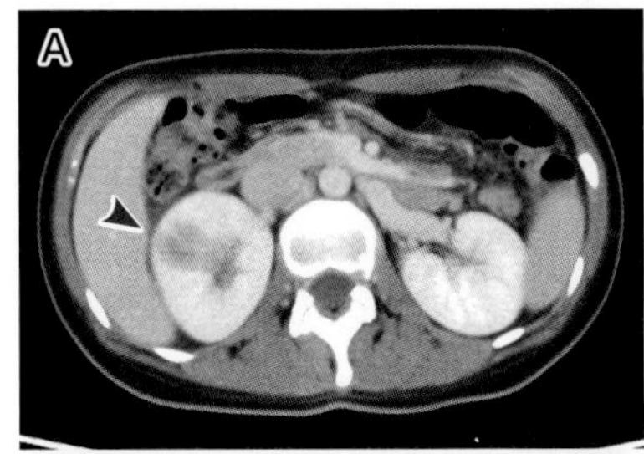


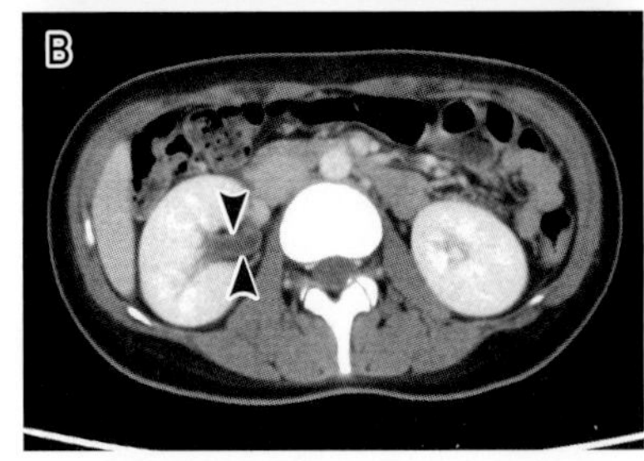


**図1 腹部造影CT横断像**
A）右腎の実質に限局的な造影不良域が認められる（►）．
B）尿管壁の肥厚が確認される（►）．右腎周囲の脂肪織濃度上昇はみられない．

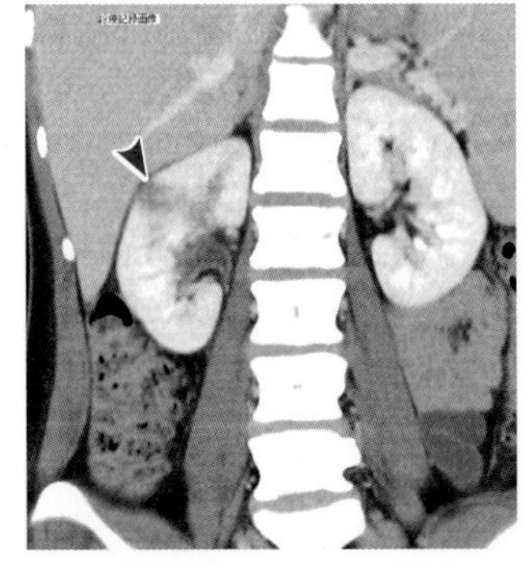

**図2 腹部造影CT冠状断像**
右腎の実質に限局的な造影不良域が認められる（►）．

本コーナーはオンラインでもご覧いただけます：www.yodosha.co.jp/rnote/gazou_qa/index.html

Case2

# 発熱を主訴に受診した50歳代男性

（出題・解説）川述剛士，山口哲生

［胸部編］

WEBで読める！

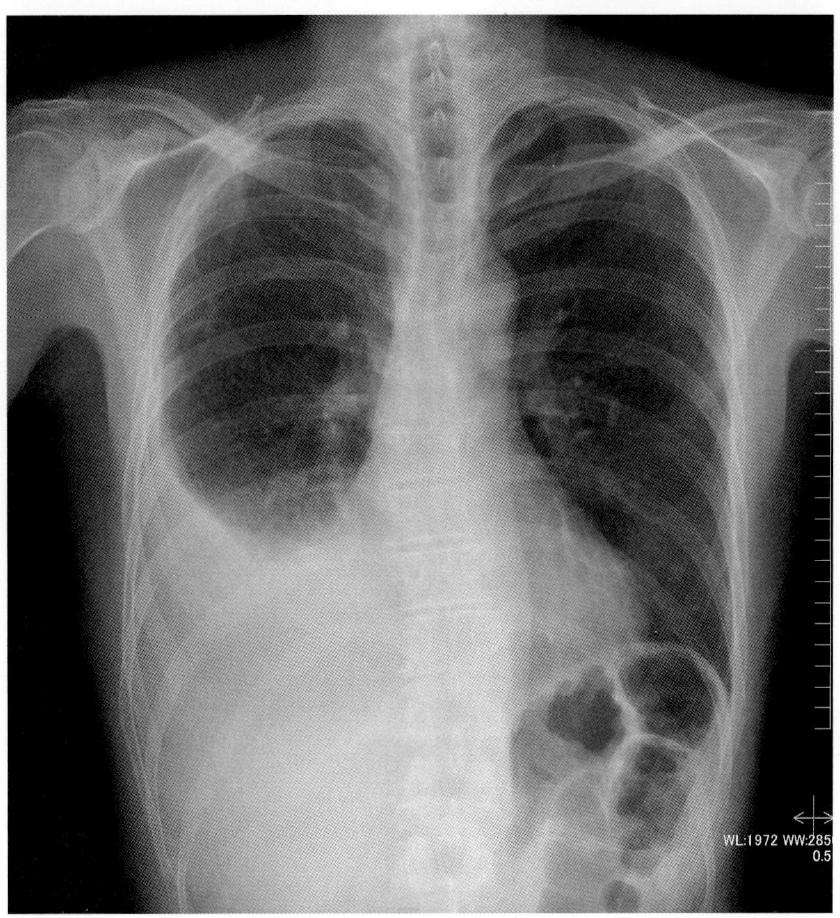


図1　当院来院時の胸部X線写真

**病歴**

**症例**：50歳代男性．**既往歴**：特記事項なし．**喫煙歴**：なし．**吸入歴**：なし．**常用薬**：なし．

**現病歴**：来院3週間前より39℃前後の発熱を認め近医内科を受診，解熱薬による対症療法を行っていたが改善しないため当院紹介受診した．経過中は発熱以外の症状は認めなかった．

**身体所見**：意識清明，体温37.8℃，脈拍数88回/分・整，血圧124/77 mmHg，呼吸数18回/分，$SpO_2$ 96％（室内気）．

**肺音**：右下背の領域で軽度の呼吸音減弱を認めた．心雑音なし．関節痛は認めない．

**血液検査**：WBC 4,800/μL（Neut 68.7％，Lym 15.0％，Eos 6.0％），Hb 12.9 g/dL，Plt 39.5万/μL．TP 7.2 g/dL，Alb 3.4 g/dL，BUN 15.8 mg/dL，Cr 0.86 mg/dL，AST 19 IU/L，ALT 32 IU/L，LDH 197 IU/L，CRP 5.77 mg/dL．RF 16.0 U/mL，抗CCP抗体＜0.6 U/mL以上．

**尿定性**：尿蛋白（－），尿潜血（－）．

**問題**

**Q1：胸部X線写真（図1）の所見と鑑別診断は？**

**Q2：胸部CT写真や追加の血液検査のほかに，診断のために行う検査は？**

Takeshi Kawanobe[1]，Tetsuo Yamaguchi[2]（1 JR東京総合病院 呼吸器内科，2 新宿つるかめクリニック）

Answer

解答

## 結核性胸膜炎

A1：右片側性胸水貯留を認めている（図1）．鑑別疾患は，悪性（**癌性胸膜炎**，**悪性胸膜中皮腫**），感染症（**肺炎随伴性胸水／膿胸**，**結核性胸膜炎**），自己免疫性疾患（**リウマチ性胸膜炎**）などをまずは考える．肺炎随伴性胸水や膿瘍としては明らかな肺炎像がない点，肺癌による癌性胸膜炎としては腫瘤影や縦隔リンパ節腫大を認めない点が合わない．胸水で圧排され含気がなくなった肺野に肺炎や腫瘤が隠れている場合もあるため，これらの疾患を完全に否定はできないが可能性は低い．また関節リウマチを示唆する関節症状や自己抗体上昇もなく，リウマチ性胸膜炎も考えにくい．以上より，結核性胸膜炎や悪性胸膜中皮腫などを疑う．

A2：胸水穿刺を行い，胸水検査で診断を進めていく．後述するように，胸水検査の結果から結核性胸膜炎と臨床診断した．

**解説** 胸部CT写真では胸水貯留と胸膜肥厚（図2➡）を認めるが，肺野病変はなく肺炎随伴性胸水や膿胸，癌性胸膜炎は考えにくい．悪性胸膜中皮腫は，胸膜の腫瘤性病変はないものの病初期に胸水のみしかみられない症例もあるため否定はできない．これ以上の鑑別は画像のみでは難しいため，次に胸水検査を行う．胸水中の結核菌の塗沫・培養検査，PCR検査は陰性であったが，リンパ球優位（87.4％）かつADA高値（110.6 U/L）であった．血液検査でインターフェロンγ遊離試験（IGRA）陽性も踏まえて，結核性胸膜炎と臨床診断した．診断的治療としてHREZ（イソニアジド，リファンピシン，エタンブトール，ピラジナミド）による4剤治療を2カ月行った後にHR（イソニアジド，リファンピシン）の2剤治療を4カ月，計6カ月の標準治療で胸水は消失し治癒した．

結核性胸膜炎の病態は，「① 特発性胸膜炎（1次結核としての初期変化群の病巣から，結核菌または炎症が胸膜に波及して起こる），② 続発性胸膜炎（二次結核に随伴して起こる），③ 結核菌の血行散布による胸膜炎」の3つに分けられるが，本症例は右胸水以外の病変は認めず，① 特発性胸膜炎にあてはまる．この場合は無治療では65％に肺結核を発症するともいわれるため抗結核薬による治療は必須であり[1, 2)]，肺結核と同様の標準治療が行われる．また胸水はフィブリン成分が多く固化癒着し拘束性障害を残す場合があるため，初期に胸水の穿刺排液を検討することも多い．診断は結核菌の証明がゴールドスタンダードであるが，菌の証明が難しい場合が少なくない．胸水の抗酸菌塗沫検査は通常陰性であり，培養や結核菌PCRも陽性の割合が低く確定診断ができない場合がある．そのため本例のように，胸水中のリンパ球数やADA，IGRAや抗結核薬の効果などを踏まえた総合的な判断が求められ，診断に迷う症例では胸膜生検を検討する場合もある．結核性胸膜炎は，多くの症例が片側性で両側性は5～10％程度しかないとの報告[3)]もあり，片側性胸水貯留の鑑別診断として重要な疾患の1つである．

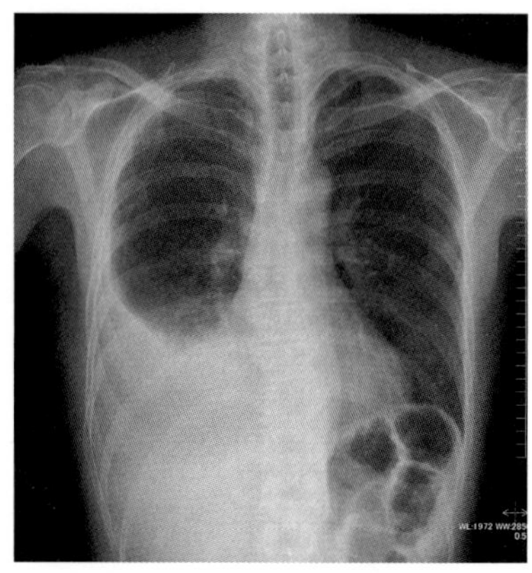

**図1　当院来院時の胸部X線写真**
右片側性胸水貯留を認めている．

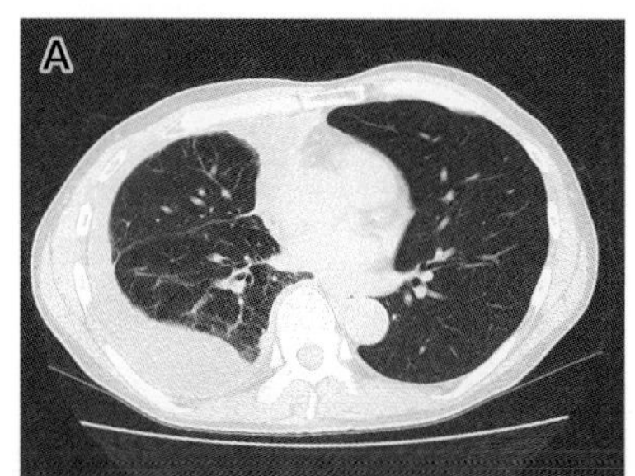


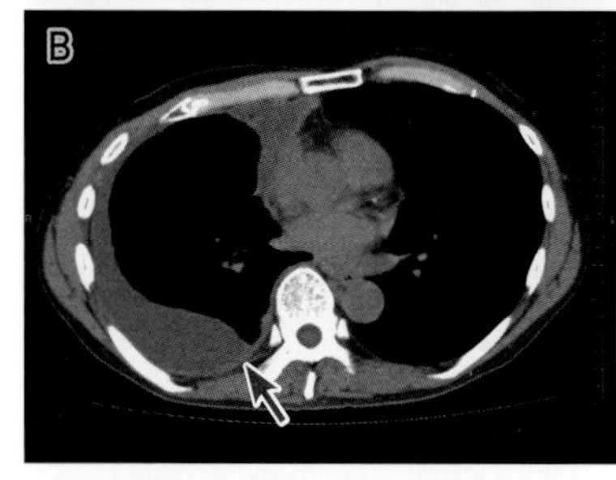


**図2　来院時の胸部単純CT写真**
A）肺野条件：肺野病変はみられない．
B）縦隔条件：胸水貯留のほか，胸膜肥厚（➡）を認める．

### 文　献


1）「胸膜疾患のすべて 改訂第2版」（Light RW/著，家城隆次，他/監訳），pp262-280，診断と治療社，2010
2）三木 誠：結核性胸膜炎と結核性膿胸．日本胸部臨床，74：S208-214，2015
3）Valdés L, et al：Tuberculous pleurisy：a study of 254 patients. Arch Intern Med, 158：2017-2021, 1998（PMID：9778201）


本コーナーはオンラインでもご覧いただけます：www.yodosha.co.jp/rnote/gazou_qa/index.html

信頼されて22年

# レジデントノートは 2021年も 研修医に寄りそいます！

## レジデントノートの 年間定期購読

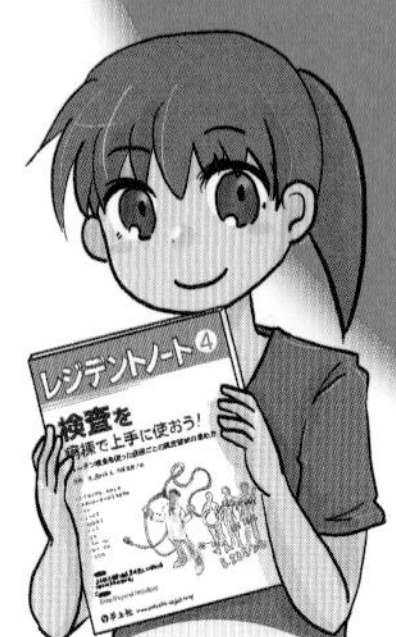

発行後すぐお手元に

送料無料※1

定期購読者の声

年間を通じて満遍なく勉強できる！

定期的な勉強のきっかけになった！

継続して広範囲の内容を学べる！

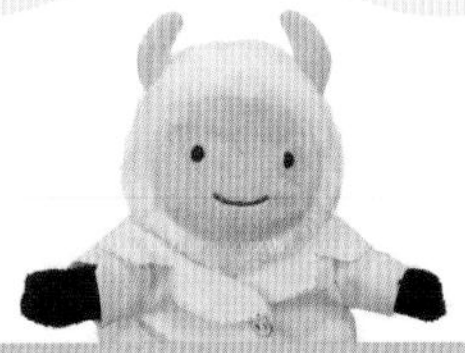

**継続的に幅広い知識を身につけ、研修を充実させよう!!**

## 4つのプランで随時受付中！

| 冊子のみ | | WEB版※2, 3(通常号のみ)購読プラン | |
|---|---|---|---|
| 通常号(月刊12冊) | 本体24,000円+税 | 通常号(月刊12冊) + WEB版 | 本体27,600円+税 |
| 通常号(月刊12冊) + 増刊(6冊) | 本体52,200円+税 | 通常号(月刊12冊) + 増刊(6冊) + WEB版 | 本体55,800円+税 |

※1 海外からのご購読は送料実費となります
※2 WEB版の閲覧期間は、冊子発行から2年間となります
※3「レジデントノート定期購読WEB版」は原則としてご契約いただいた羊土社会員の個人の方のみご利用いただけます

（雑誌価格は改定される場合があります）

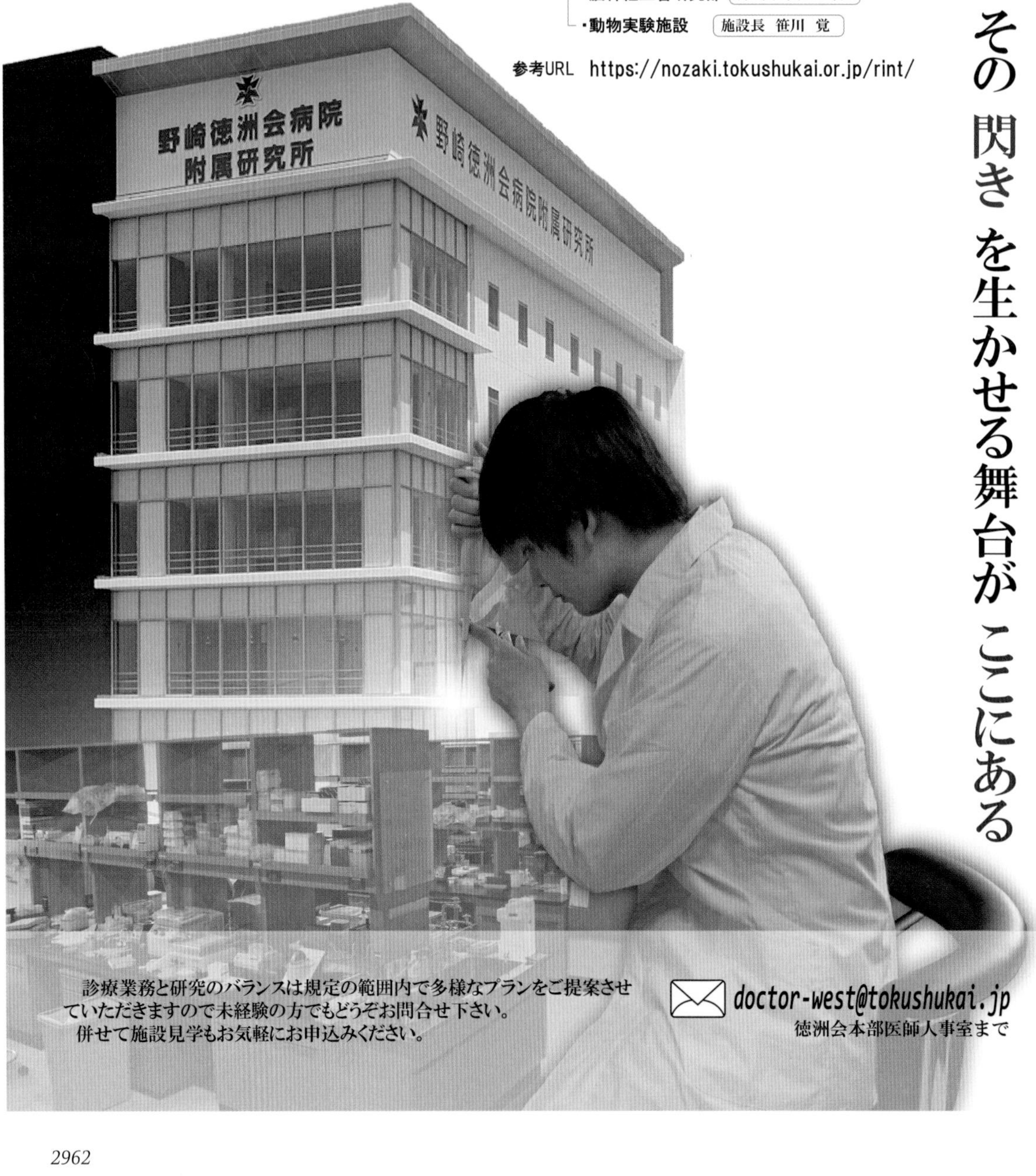

# 救急外来・ICUでの採血検査

何がどこまでわかるのか？ 診療にどう活きるのか？
いつも行う検査の選択・解釈の基本を教えます

# 特集にあたって

志馬伸朗

本特集のテーマは，採血検査です．患者さんから血を採取して，検査室に運び，処理して検査機器にかけて，一部は検査技師の評価を加えて結果を得，電子カルテに反映されたら解釈し，診断や評価につなげる…これは研修医が毎日ほぼ必ず関与する業務の1つです．

検査のオーダリングは，研修医の主要な仕事です（と，考えられていることが多いです）．しかし現場では，オーダリングが案外ぞんざいに扱われていることが多いのではないでしょうか．セット化，ルーチン化が進んでいるからです．これは便利です．時間のない救急外来やICUで，思考する労力と時間を省略してくれます．とりあえず，XXセット，を，ERではすべての患者さんに，ICUでは毎日，マウスのクリックカチカチカチで出しておけばよいということになります．

これらルーチン検査の結果は数分後～数時間後にカルテの画面に現れます．とりあえず青色と赤色になっている部分をチェックし，プロブレムリストにあげておいて，要フォロー，のコメントを出し，翌日も同じセットをクリックしておけばすんでしまいます．とりあえず毎回，すべてのセットを出しておけば，上級医から“YYの検査がされていない”と，怒られることもありません．研修医の重要任務はこれで完遂のはず，なのですが….

そもそも採血検査は過剰に行われていると考えられてきました．とあるシステマティックレビューでは，過剰な検査は全体の20％に及ぶといいます（案外少ない印象ですが）[1)]．そのようにして行われた結果の“ノイズ”は，偽陽性と偽陰性に伴う追加検査の必要性や診断への不利益につながり，見過ごせません．

代償も少なくありません．検査をオーダーするのはマウスクリックですが，現場には大きな侵襲性と人手，コストがかかります．患者さんは採血に伴い痛みを感じますし，神経損傷リスクもあります．動脈ラインが挿入されていれば痛みはないものの感染リスクが増えます．採血者には，針刺し等血液曝露リスクや労力が生じます．検査者にも労力がかかります．ICUでは包括支払い制のため，検査をすればするほど病院の赤字が増えます．何より問題なのは，オーダーする研修医に，これらの問題点の認識が薄いことです[2)]．確かに，研修開始時のオリエンテーションの数分を除いてこれらの指導を受ける機会は限られているのかもしれません.

また，患者不利益に着目すべきです．例えば，ICUにおける輸血の関連因子の1つは，頻回の採血です[3]．動脈ラインは留置されていればいるほど過剰な採血と輸血の危険性が増します．逆に，採血を限定する介入により，採血頻度が減り，ICU滞在期間が短縮したとの報告もあります[4].

実は検査のしなさすぎも問題となります．検査を行わなかった結果，病状が進行あるいは悪化すれば，より多くの追加検査や介入が発生しえます.

つまり**検査は，適切な対象に，適切なものを，適切な頻度で行わなければなりません．そして，適切に利用されなければなりません.** 測定されたCRPが診断治療に反映された割合は10％強に過ぎないとの報告もあります[2]．検査は，評価，診断，そして治療につながらなければならないのに，です．近年微生物検査の分野で普及しつつあるdiagnostic stewardship（検査の特性を考え，適切な対象に適切な検査を行うことによる診療支援）の考えを，採血検査においても導入したほうがよいでしょう．ERとICUの採血検査は，適正化の余地があるのです[4].

そのためには，ルーチンに行われている検査をよく知ることです．よく知るとは，正常値を記憶するということではありません．それぞれの検査にどのような意義があり，どのような欠点や限界があるのかを見極めることが重要です．なぜALTとAST，ALPとGTP，D-dimerとFDPを毎回同時に測定しないといけないのか，疑問が湧いてくるはずです.

実はこの特集はそこまで踏み込めていないかもしれません．しかし，採血検査の基本，を押さえることからはじめて，一歩進んだ採血検査の使い手になるためにはどうすればよいかを考えるきっかけにしてほしいと思います．くり返しますが，採血検査の適正使用は，研修医に課せられた大きな責務なのです.

## 引用文献

1）Zhi M, et al：The landscape of inappropriate laboratory testing：a 15-year meta-analysis. PLoS One, 8：e78962, 2013（PMID：24260139）

2）Vrijsen BEL, et al：Inappropriate laboratory testing in internal medicine inpatients：Prevalence, causes and interventions. Ann Med Surg（Lond）, 51：48-53, 2020（PMID：32082564）

3）Chant C, et al：Anemia, transfusion, and phlebotomy practices in critically ill patients with prolonged ICU length of stay：a cohort study. Crit Care, 10：R140, 2006（PMID：17002795）

4）Prat G, et al：Impact of clinical guidelines to improve appropriateness of laboratory tests and chest radiographs. Intensive Care Med, 35：1047-1053, 2009（PMID：19221715）

Profile

**志馬伸朗**（Nobuaki Shime）

広島大学大学院 医系科学研究科 救急集中治療医学

救急集中治療領域の診療には，神の手や，辞書のような知識は必要ない．ただただ基礎的なことを基本に忠実に，時機を逸せずに淡々と行うだけである．しかしそのためには，常に“平静の心”をもち続けることが必要だ．この難しい命題に30年以上向き合っている．生涯達成できないかもしれないが少しずつでも改善したい．そんな思いで今日も現場で，書籍で学び続けている.

# 血算

神尾　直

①白血球数の異常をみたら，必ず白血球分画を確認する
②血液腫瘍が疑われる場合は専門家に追加検査や骨髄評価の必要性を相談する
③貧血や血小板減少がある場合は，溶血所見を確認する習慣をつける

## 1 白血球数および白血球分画

### 1）検査の意義，診断・治療における重要性

白血球は血液に含まれる細胞成分の1つであり，形態的に分類すると好中球，リンパ球，単球，好酸球，好塩基球の5種類があります．白血球数の異常を認めた場合，必ず白血球分画検査を行い，増加あるいは減少している白血球の種類を同定する必要があります．白血球分画の正常分布は下記の通りです[1)]．

- 好中球　：40～60％
- リンパ球：20～40％
- 単球　　：2～8％
- 好酸球　：1～4％
- 好塩基球：0.5～1％

救急外来/ICUでは特に，感染症・外傷・術後などで反応性に白血球が増減しているのか，背景に基礎疾患があって異常値となっているのかを見極めましょう．

## 2）検査の解釈のしかた

### ❶ 白血球増多

背景疾患に応じて増多する白血球の種類が変わってきます[2]．このうち，最も一般的なタイプは成熟好中球の絶対数の増多です．

・**好中球増多**：外傷，手術侵襲，慢性炎症（膵炎など），先天性，感染症，薬剤性，脾臓摘出術後など
・**リンパ球増多**：急性または慢性白血病，過敏反応，感染症（ウイルス性，百日咳）
・**単球増多**：自己免疫疾患，感染症〔EB（Epstein-Barr）ウイルス，サイトメガロウイルス，真菌，リケッチア，結核菌〕，脾臓摘出術など
・**好酸球増多**：アレルギー，喘息，好酸球性食道炎，特発性好酸球増多症候群，悪性腫瘍，薬剤性，寄生虫感染症など
・**好塩基球増多**：アレルギー，慢性骨髄性白血病など

**【補足】**
※骨髄異形成症候群の１病型として，慢性骨髄単球性白血病（chronic myelomonocytic leukemia：CMMoL）という疾患があります．これは単球の増多と血球の異形成を特徴とする血液疾患ですが，白血球は増多していることも減少していることもあり，ほかの血球は減少がみられます．確定診断には骨髄検査が必要です．
※好塩基球の増多を伴う疾患は少なく，通常は慢性骨髄性白血病や骨髄増殖性疾患を疑います．その場合はBCR-ABL1やFIP1L1-PDGFR αなどの遺伝子検査が必要になりますので，血液内科に相談しましょう．

白血球増多症の患者さんへの体系的なアプローチには，潜在的な原因を示唆する病歴や身体所見を聴取することが含まれます[3]（図1）．発熱や疼痛があれば，感染症や悪性腫瘍が背景にある可能性が高くなりますし，寝汗，体重減少，あざができやすい，出血などの症状は，血液悪性腫瘍を示唆している可能性があります[4]．また，心雑音に示唆される感染性心内膜炎，リンパ節腫脹に示唆されるリンパ増殖性疾患，脾腫に示唆される骨髄増殖性疾患，といった疾患のスクリーニングも念頭に診察を行います．

血液悪性腫瘍が疑われる場合には骨髄採取を行う必要がありますが，その際にはフローサイトメトリー，細胞遺伝学的検査などが含まれる場合がありますので専門家に相談してから行いましょう．

### ❷ 白血球減少

一般に末梢血の白血球数が4,000/μL未満の場合を白血球減少といいます．ただし，健常人でも常時3,000～4,000/μL程度の人もいます．白血球減少の頻度としては好中球減少（＜1,500/μL）が最も多く，次いでリンパ球減少（＜1,500/μL）が多いです[3]．

白血球減少症の診察では，発熱（感染症，悪性腫瘍，自己免疫疾患），リンパ節腫脹（感染症，悪性リンパ腫），貧血の有無（眼瞼結膜の変化や駆出性雑音：骨髄異形性症候群，急

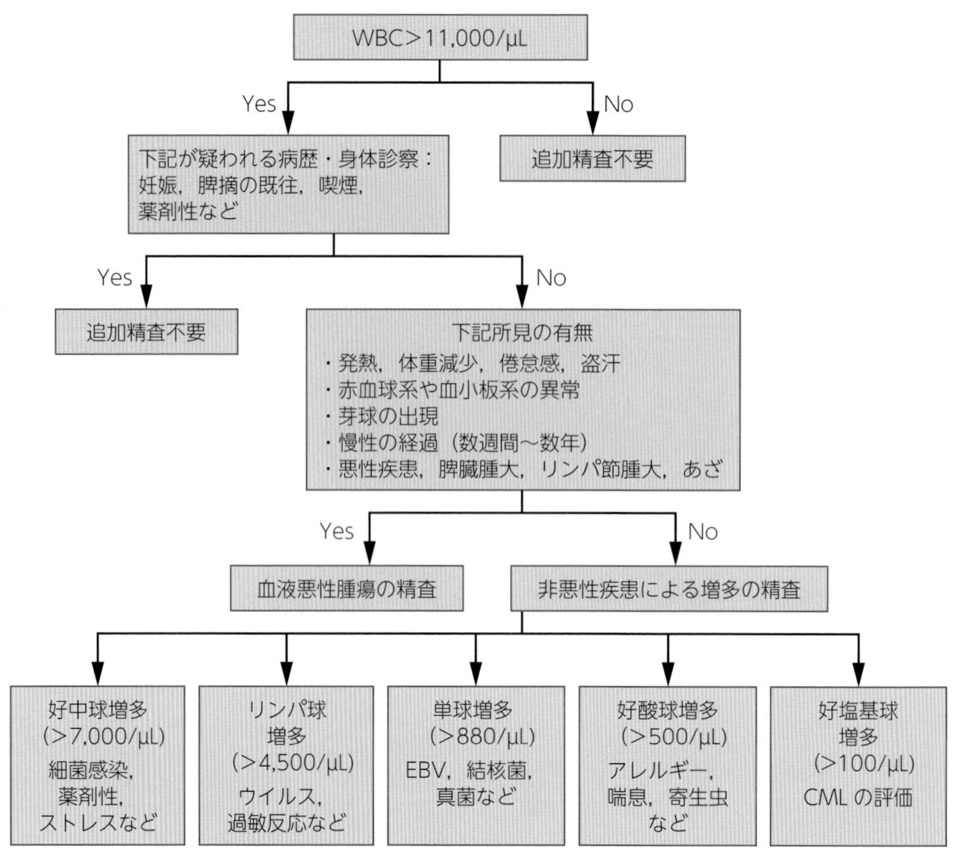


**図1 白血球増多へのアプローチ**
文献5より作成.
CML：chronic myelogenous leukemia（慢性骨髄性白血病）

性白血病など），出血傾向（紫斑や点状出血：急性白血病，再生不良性貧血など），皮疹（アレルギー，ウイルス感染症，全身性エリテマトーデス），肝脾腫（白血病や伝染性単核球症）などの所見を，カッコ内のような背景疾患を考慮しながら確認します.

検査のフローチャートを示すと図2のようになります．末梢血の白血球のうち，好中球が1,000/μL以下になると感染症を合併しやすく，特に500/μL以下では重症の感染症を発症しやすくなりますので，発熱を伴う場合には迅速に血液培養を採取し緑膿菌カバーを含めた広域抗菌薬の投与が必要です.

## 2 ヘモグロビン

### 1）検査の意義，診断・治療における重要性

ヘモグロビン（hemoglobin：Hb）は，赤血球に含まれる赤色素タンパク質です．鉄（ヘム）とタンパク質（グロビン）が結びついたもので，血色素量は体内の血液中に含まれる

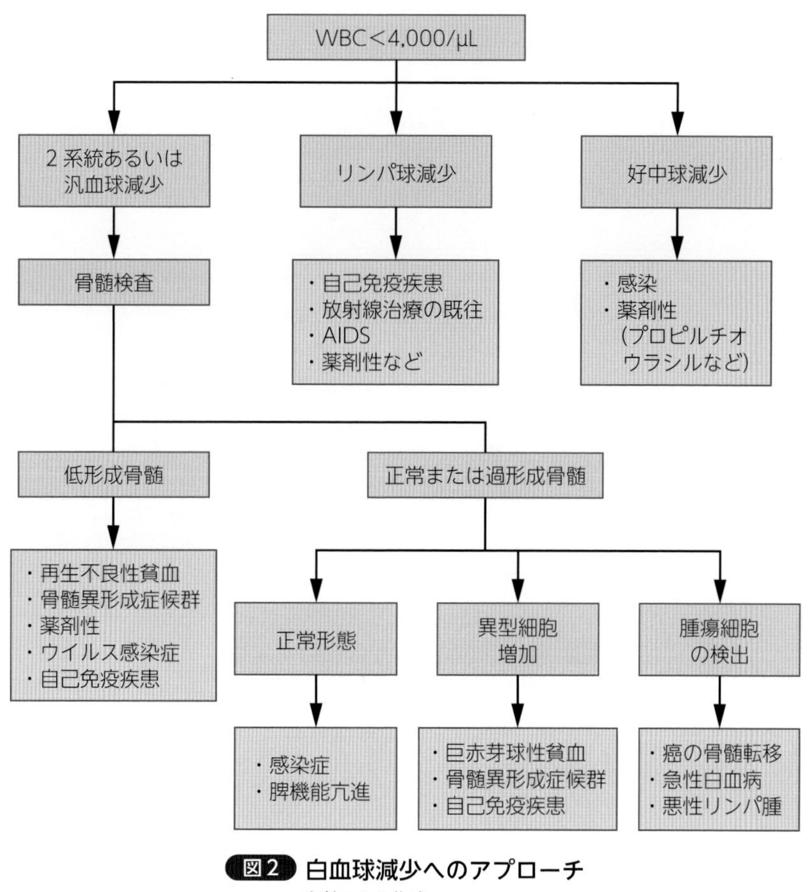


**図2 白血球減少へのアプローチ**
文献6より作成.

Hbの量を表します．血液中のHbは肺で酸素と結びつき，身体全体に酸素を運び，体内の組織にたまった二酸化炭素を回収して再び肺まで運ぶ働きをしています．Hbの正常範囲は下記の通りです[7].

・男性：13.5～17.6 g/dL
・女性：11.3～15.2 g/dL

## 2）検査の解釈のしかた

### ●Hb高値

Hbが高値となる原因はさまざまですが，大きく相対的赤血球増加症と絶対的赤血球増加症の2つに分けられます．

**① 相対的赤血球増加症（血液濃縮による見かけの赤血球増加）**
利尿薬や運動，嘔吐などによる脱水，ストレスなど

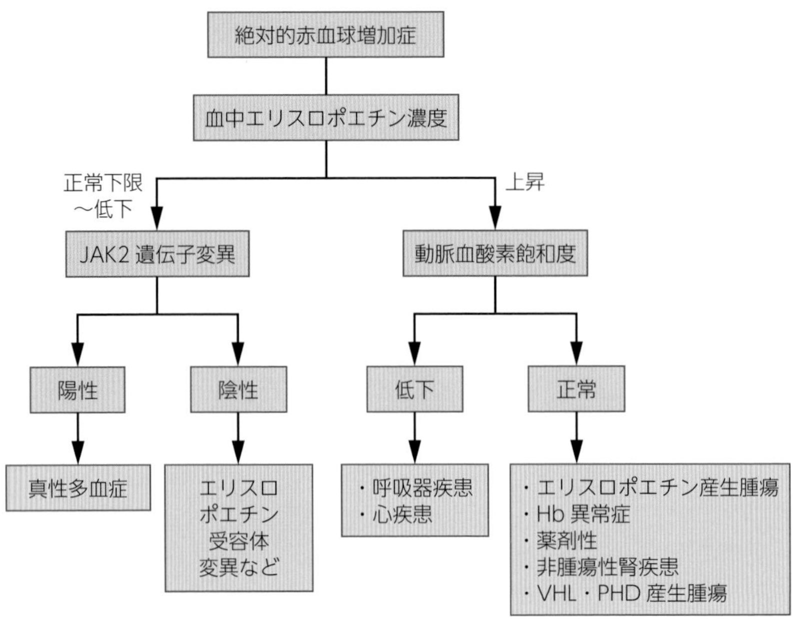


**図3 絶対的赤血球増加症へのアプローチ**
文献9より引用.

② 絶対的赤血球増加症（真の赤血球増加）

〔原発性赤血球増加症〕

原因：先天性赤血球増加症，真性多血症（JAK2遺伝子変異），その他の骨髄増殖性疾患

〔二次性赤血球増加症〕

原因：慢性閉塞性肺疾患（低酸素による），睡眠時無呼吸症候群，高地居住，メトヘモグロビン血症，喫煙，慢性一酸化炭素中毒，エリスロポエチン産生腫瘍（腎細胞癌，血管芽腫，褐色細胞腫など）

病歴やほかの検査所見から相対的赤血球増加症が否定的であった場合の絶対的赤血球増加症の検査計画の立て方は図3のようになります.

## 3 ヘマトクリット（Ht）およびMCV

### 1）検査の意義，診断・治療における重要性

Ht値は，血液に占める赤血球集団の体積の割合をいいます．赤血球数が減るとHt値も当然減りますが，一つひとつの赤血球の形が小さいと赤血球数の減り方よりHt値の減る割合が大きく，赤血球が大きいとその割合は小さくなります.

### 2）検査の解釈のしかた

貧血をみたら，まずMCVと網状赤血球に注目します.

**表1 MCVの値による貧血の分類**

| 小球性貧血（MCV≦80 fL） | 正球性貧血（MCV＝81～100 fL） | 大球性貧血（MCV≧101 fL） |
|---|---|---|
| ① 鉄欠乏性貧血<br>② 慢性炎症による二次性貧血（感染，悪性疾患，膠原病など）<br>③ サラセミア<br>④ 鉄芽球性貧血<br>など | ① 出血性貧血<br>② 溶血性貧血<br>③ 赤芽球癆<br>④ 再生不良性貧血<br>⑤ 白血病<br>⑥ 骨髄異形成症候群<br>など | ① 巨赤芽球性貧血（ビタミンB12欠乏，葉酸欠乏，悪性貧血）<br>② 骨髄異形成症候群<br>③ 肝疾患<br>④ 甲状腺機能低下<br>⑤ 抗癌剤使用<br>など |

文献6より作成．

Ht値を赤血球数で割るとMCV（mean corpuscular volume：平均赤血球容積）が算出できます．MCVは，① 80 fL以下（小球性貧血），② 81～100 fL（正球性貧血），③ 101 fL以上（大球性貧血）の3つに分類して鑑別します（表1）．

網状赤血球は正染性赤芽球が脱核したばかりの若い赤血球で，網状赤血球数が赤血球生産の指標となります．網状赤血球数は，赤血球数×網状赤血球割合で算出され，割合ではなくて絶対数で評価し10万/μL以上を増加と判断します．もし貧血があって網状赤血球数が10万/μL以上であれば，まず溶血か出血を疑い，**溶血所見（間接ビリルビンの上昇，LDHの増加，ハプトグロビン低下）を確認**します．

救急外来/ICUでは貧血によく遭遇するので，MCVの数値や病歴をもとに必要な追加検査を行いましょう．

## ●溶血所見がある場合にすること

### ① 末梢血または骨髄の塗抹標本で破砕赤血球の有無の確認

→破砕赤血球があれば血栓性血小板減少性紫斑病，溶血性尿毒症症候群，血栓性微小血管症（thrombotic microangiopathy：TMA）などの精査を行います．

### ② 直接・間接Coombs試験

→Coombs試験陽性であれば自己免疫性溶血性貧血（autoimmune hemolytic anemia：AIHA）の精査を行います．

### ③ 赤血球の形態確認

→遺伝性球状赤血球症や楕円赤血球症などの有無を確認します．これらの疾患は脾腫や胆石症を合併しているケースも多いです．

**【補足】**

※明らかな溶血所見があるにもかかわらず直接Coombs試験が陰性を示すときには，Coombs試験陰性AIHAの可能性も考慮する必要があります．また間接Coombs試験は患者血清中に不規則抗体があるかを検査するもので，直接Coombs試験が陰性で間接のみが陽性の場合は，いわゆる同種免疫などによる不規則抗体です．

**表2** ICUでよく出会う血小板減少

| | TTP | HUS | DIC | ITP | HIT |
|---|---|---|---|---|---|
| 好発 | 若年〜中年女性 | 乳幼児 | 全年齢 | 若年女性 | 全年齢 |
| 凝固線溶系 | 正常 | 正常 | APTT延長<br>PT延長 | 正常 | ヘパリン投与で<br>APTT延長 |
| 末梢血形態像 | 破砕赤血球 | 破砕赤血球 | 破砕赤血球が<br>出ることもある | 正常<br>(骨髄で巨核球増加) | 正常 |
| 治療法 | 血漿交換<br>ステロイド | 補液などの支持<br>療法 | 原疾患の治療 | ステロイド<br>トロンボポエチン製剤 | ヘパリン中止<br>アルガトロバン |

## 4 血小板数

### 1）検査の意義，診断・治療における重要性

ICU患者の血小板減少症は，多因子が関与し，感染，炎症，大量輸液，凝固因子の消費などが複雑に影響していますが，機序としては，① 末梢血中での破壊・消費の亢進，② 骨髄での産生低下，③ 体内での分布の異常，④ 希釈性に分けられます．

### 2）検査の解釈のしかた[10)]

ICUで遭遇することが多い血小板減少をきたす疾患のなかで，見逃してはならないものを表2にまとめます．TTP（thrombotic thrombocytopenic purpura：血栓性血小板減少性紫斑病），HUS（hemolytic uremic syndrome：溶血性尿毒症症候群），DIC（disseminated intravascular coagulation：播種性血管内凝固症候群），ITP（idiopathic thrombocytopenic purpura：特発性血小板減少性紫斑病），HIT（heparin-induced thrombocytopenia：ヘパリン起因性血小板減少症）はいずれも血小板減少をきたしますが，溶血所見があればTTPやHUSを，血栓症の所見があればHITを除外する必要があります．

## おわりに

血算は日常診療で最もよく行われる基本的な検査ですが，病歴，身体所見，画像所見と合わせて解釈することで病態の把握や診断につながります．末梢血や骨髄の塗抹標本を自分の目で確認し形態学的に判断できるようになるとさらに診断学の面白みが増しますのでぜひ一度勉強してみてください．

### 引用文献


1）Berliner N：Leukopenia and Leukocytosis.「Goldman's Cecil Medicine 24th Edition」（Goldman L & Schafer A), Saunders, 2011

2）Munker R：Leukocytosis, Leukopenia, and Other Reactive Changes of Myelopoiesis.「Modern Hematology 2nd Edition」（Munker R, eds), Humana Press, 2007

3）「Hematology 6th Edition」（Hoffman R, eds）, Churchill Livingstone, 2012

4）Racil Z, et al：Clinical and laboratory features of leukemias at the time of diagnosis：an analysis of 1,004 consecutive patients. Am J Hematol, 86：800-803, 2011（PMID：21809370）

5）Riley LK & Rupert J：Evaluation of Patients with Leukocytosis. Am Fam Physician, 92：1004-1011, 2015（PMID：26760415）

6）「今日の診断指針 第6版」（金澤一郎，永井良三／編），医学書院，2010

7）「臨床検査データブック 2019-2020」（高久史麿／監，黒川 清，他／編），医学書院，2019

8）「Hematology 5th Edition」（Hoffman R, eds）, Churchill Livingstone, 2008

9）「内科学 第10版」（矢崎義雄／編），朝倉書店，2013

10）Stasi R：How to approach thrombocytopenia. Hematology Am Soc Hematol Educ Program, 2012：191-197, 2012（PMID：23233580）

11）Prisco D, et al：Antiphospholipid Antibody Syndrome. Rare Diseases of the Immune System. Chapter14 Differential Diagnosis.
https://doctorlib.info/hematology/antiphospholipid-antibody-syndrome/14.html

Profile

神尾　直（Tadashi Kamio）

湘南鎌倉総合病院 集中治療部
専門：集中治療，血液内科，医工連携，医療安全
血液内科を専門とする内科系集中治療医で，血液疾患患者さんの生存率向上に寄与できるように集中治療室で日々格闘しています．血液疾患は敗血症・急性呼吸不全などの病棟急変も多く，急変の早期発見・介入のための機器開発を目的とした医工連携・遠隔診療システムの開発も行っています．興味ある方は気軽にご連絡ください．

# 凝固系検査

太田浩平

①ICUでの凝固異常はDICが多いが，他疾患を見逃さないようにする
②PT/APTTの異常値を補正するためだけに新鮮凍結血漿を輸血しない
③未分画ヘパリンの抗凝固モニタリングはAPTTを用いる
④肺塞栓の除外にはDダイマーと予測スコアを組み合わせる

## はじめに

凝固系は複雑なカスケードで制御されており，これをすべて把握するのは難しいと思います．一方で救急外来やICUでは，出血傾向や凝固異常の評価，血栓症の除外診断，体外循環回路における抗凝固薬投与量の調整など，場面ごとで必要な検査を選択して結果を解釈することが求められます．したがって本稿では，凝固系の検査の必要性とその評価方法について，救急外来やICUで凝固系の検査を提出する主な場面ごとに概説します．

# 1 播種性血管内凝固症候群（DIC）

## 1）検査の意義，診断・治療における重要性

凝固異常や血小板減少はICUで頻繁にみられ，原因で最も多いのは敗血症性DIC（disseminated intravascular coagulation：播種性血管内凝固症候群）です．敗血症性DICの診断・治療をすべきかどうかの議論はありますが，下記の目的で，DIC診断基準をきちんと用いることは重要です．

① 凝固異常や血小板減少をきたすDIC以外の疾患との鑑別のため
② 特に急性前骨髄球性白血病のような特異的疾患を背景としたDICを見逃さないため
③ DICの基準に満たない凝固異常に不要な治療介入を行わないため

## 2）検査結果の解釈のしかた

日本血栓止血学会のDIC診断基準（**表1**）と日本救急医学会の急性期DIC診断基準（**表2**）を示します．DICの診断にはPT（prothrombin time：プロトロンビン時間）比とFDP（fibrin/fibrinogen degradation products：フィブリン・フィブリノゲン分解産物），フィブリノゲンを用います．血液疾患を背景とする造血障害型DICは線溶亢進によりフィブリノゲンが著減しますが，一方で感染症型DICではフィブリノゲンが必ずしも減少しません．

日本血栓止血学会基準には，DICの主病態である凝固活性化のマーカーとして，トロンビン-アンチトロンビン複合体（thrombin-antithrombin complex：TAT），可溶性フィブリン（soluble fibrin：SF），プロトロンビンフラグメント1＋2（F1＋2）が含まれていますが，これらは多くの施設ですぐに結果が得られないため後方視的な評価に留まります．

日本救急医学会の基準は敗血症性DICの早期発見・治療のための基準であるため特異度は低くなります．ですので，凝固異常や血小板減少がみられDIC基準に合致していたとしても，他疾患についても鑑別を要す場合があります[2)]（**図**）．

### ここがポイント：FDPとDダイマー

どちらも血液凝固や血栓に対してプラスミンが作用する「線溶」を示します．両者の違いは，FDPはフィブリノゲンおよびフィブリン両者の分解産物の総和ですが，Dダイマーはその一部である架橋化フィブリンの分解産物のみを示すという点です．よって，測定値はFDP＞Dダイマーとなります．

急性前骨髄球性白血病によるDICのように高度線溶亢進状態ではフィブリンだけでなくフィブリノゲンの分解も高度になり，Dダイマーよりフィブリノゲン分解産物も含むFDPの方が著増します．このようにFDP/Dダイマー比が高値となる場合には線溶亢進型のDICと考えることができます．

ただし，それ以外の場面ではFDPとDダイマーを同時測定する意義は乏しく，両者を測定することで保険査定される場合もあるため，どちらかを測定します．DダイマーとFDPの換算表は検査試薬のメーカーによりばらつきも大きく，十分なエビデンスもありません．

## 表1 日本血栓止血学会DIC診断基準 2017年版

| 項目 | | 基本型 | 造血障害型 | 感染症型 |
|---|---|---|---|---|
| 一般止血検査 | 血小板数<br>(×$10^4$/μL) | 12＜　0点<br>8＜　≦12　1点<br>5＜　≦8　2点<br>≦5　3点<br>24時間以内に30％以上の減少（※1）　+1点 | | 12＜　0点<br>8＜　≦12　1点<br>5＜　≦8　2点<br>≦5　3点<br>24時間以内に30％以上の減少（※1）　+1点 |
| | FDP<br>(μg/mL) | ＜10　0点<br>10≦　＜20　1点<br>20≦　＜40　2点<br>40≦　3点 | ＜10　0点<br>10≦　＜20　1点<br>20≦　＜40　2点<br>40≦　3点 | ＜10　0点<br>10≦　＜20　1点<br>20≦　＜40　2点<br>40≦　3点 |
| | フィブリノゲン<br>(mg/dL) | 150＜　0点<br>100＜　≦150　1点<br>≦100　2点 | 150＜　0点<br>100＜　≦150　1点<br>≦100　2点 | |
| | プロトロンビン時間比 | ＜1.25　0点<br>1.25≦　＜1.67　1点<br>1.67≦　2点 | ＜1.25　0点<br>1.25≦　＜1.67　1点<br>1.67≦　2点 | ＜1.25　0点<br>1.25≦　＜1.67　1点<br>1.67≦　2点 |
| 分子マーカー | アンチトロンビン<br>(%) | 70＜　0点<br>≦70　1点 | 70＜　0点<br>≦70　1点 | 70＜　0点<br>≦70　1点 |
| | TAT，SF<br>またはF1+2 | 基準範囲上限の<br>2倍未満　0点<br>2倍以上　1点 | 基準範囲上限の<br>2倍未満　0点<br>2倍以上　1点 | 基準範囲上限の<br>2倍未満　0点<br>2倍以上　1点 |
| 肝不全（※2） | | なし　0点<br>あり　−3点 | なし　0点<br>あり　−3点 | なし　0点<br>あり　−3点 |
| DIC診断 | | 6点以上 | 4点以上 | 5点以上 |

注）・（※1）：血小板数＞5万/μLでは経時的低下条件を満たせば加点する（血小板数≦5万では加点しない）．血小板数の最高スコアは3点までとする．
・FDPを測定していない施設（D-ダイマーのみ測定の施設）では，D-ダイマー基準値上限2倍以上への上昇があれば1点を加える．ただし，FDPも測定して結果到着後に再評価することを原則とする．
・FDPまたはD-ダイマーが正常であれば，上記基準を満たした場合であってもDICの可能性は低いと考えられる．
・プロトロンビン時間比：ISIが1.0に近ければ，INRでもよい（ただしDICの診断にPT-INRの使用が推奨されるというエビデンスはない）．
・プロトロンビン時間比の上昇が，ビタミンK欠乏症によると考えられる場合には，上記基準を満たした場合であってもDICとは限らない．
・トロンビン-アンチトロンビン複合体（TAT），可溶性フィブリン（SF），プロトロンビンフラグメント1＋2（F1＋2）：採血困難例やルート採血などでは偽高値で上昇することがあるため，FDPやD-ダイマーの上昇度に比較して，TATやSFが著増している場合は再検する．即日の結果が間に合わない場合でも確認する．
・手術直後はDICの有無とは関係なく，TAT，SF，FDP，D-ダイマーの上昇，ATの低下などDIC類似のマーカー変動がみられるため，慎重に判断する．
・（※2）肝不全：ウイルス性，自己免疫性，薬物性，循環障害などが原因となり「正常肝ないし肝機能が正常と考えられる肝に肝障害が生じ，初発症状出現から8週以内に，高度の肝機能障害に基づいてプロトロンビン時間活性が40％以下ないしはINR値1.5以上を示すもの」（急性肝不全）および慢性肝不全「肝硬変のChild-Pugh分類BまたはC（7点以上）」が相当する．
・DICが強く疑われるが本診断基準を満たさない症例であっても，医師の判断による抗凝固療法を妨げるものではないが，くり返しての評価を必要とする．

文献1より引用．

**表2 日本救急医学会急性期DIC診断基準**

| | 項目 | | | |
|---|---|---|---|---|
| | SIRS項目 | 血小板数（/μL） | PT比 | FDP（μg/mL） |
| 0点 | 0～2 | ≦12万 | ＜1.2 | ＜10 |
| 1点 | ≦3 | 8万≦，＜12万，あるいは24時間以内に30%以上の減少 | 1.2≦ | 10≦，＜25 |
| 3点 | | ＜8万，あるいは24時間以内に50%以上の減少 | | 25≦ |

[DIC診断] 4点以上

文献3より引用.

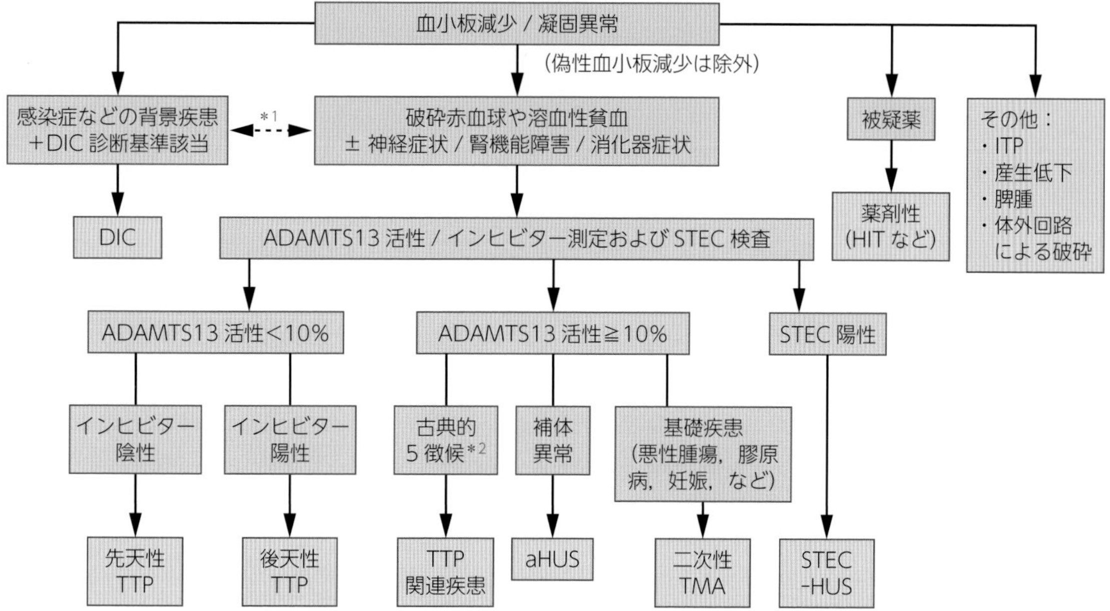


**図 血小板減少 / 凝固異常の鑑別**

＊1 オーバーラップすることがあるため他原因について絶えず検討すること.
＊2 血小板減少，溶血性貧血，腎機能障害，発熱，精神神経症状.

HIT ：heparin-induced thrombocytopenia（ヘパリン起因性血小板減少症）
ITP ：idiopathic thrombocytopenic purpura（特発性血小板減少性紫斑病）
STEC：Shiga toxin-producing *Escherichia coli*（志賀毒素産生性大腸菌）
TTP ：thrombotic thrombocytopenic purpura（血栓性血小板減少性紫斑病）
aHUS：atypical hemolytic uremic syndrome（非典型溶血性尿毒症症候群）
TMA ：thrombotic microangiopathy（血栓性微小血管症）

## 2 出血に対する輸血など補充療法の適応を考えるとき

### 1）検査の意義，診断・治療における重要性

凝固異常のある患者さんに対して新鮮凍結血漿（fresh frozen plasma：FFP）を輸血する場合，PTやAPTT（activated partial thromboplastin time：活性化部分トロンボプラスチン時間）が参考にされていました．しかしPTやAPTTは，抗凝固薬のモニタリングには有用ですが，血小板の数や機能，他凝固因子の影響はわからないので止血能の正確な評価はできません．例えば，肝硬変患者はPTが延長しますが線溶系のプロテインC産生も低下するので，一様に出血傾向とはなりません．

むしろ近年では，血小板を含めて全血での血液凝固線溶動態をグラフ化し評価する，血液粘弾性検査〔トロンボエラストメトリー（rotational thromboelastometry：ROTEM）/トロンボエラストグラフィー（thromboelastography：TEG）〕の有用性が，心臓血管手術や外傷の領域で報告されています．しかしこの検査はどの施設でも行えるわけではなく，費用も高額です．

### 2）検査結果の解釈のしかた

出血している患者さんでは，PTおよびAPTTの1.5倍以上の延長もしくはPT-INR＞1.5を，慣習的に補正すべき凝固異常の閾値として用いてきました．一方で重大な出血リスクがない患者さんに対しては，PTやAPTTの数値異常を補正するためだけにFFPは投与しません．また，PTやAPTTよりもフィブリノゲン＜150～200 mg/dLを凝固異常の指標として推奨しているガイドライン[4]もあり，明確な基準は定まっていません．補正に用いる製剤も，フィブリノゲン製剤やクリオプレシピテート，ワルファリンによるPT延長に対するプロトロンビン複合体など，さまざまです．

**ここがピットフォール：凝固系の検査にかかる時間**

凝固系検査は結果が出るまでに約30分かかります．大量出血の患者さんに凝固系検査の結果を待ってからFFPをオーダーすると，FFPの準備や解凍も含めて輸血まで1時間以上かかり，その間に救命困難になってしまいます．このような場合は凝固系の検査を待たず，早期から赤血球輸血を開始し，同じ比率〔1：1：1（単位）〕でFFPと血小板もあわせて輸血するMTP（massive transfusion protocol）が有用です．

## 3 人工回路の血栓予防を目的とした抗凝固薬投与量の調整

### 1）検査の意義，診断・治療における重要性

人工回路（体外循環・血液浄化など）の血栓予防のための抗凝固療法では，一般的には未分画ヘパリンを用います．未分画ヘパリンはアンチトロンビン（AT）と結合して作用し，凝固因子を不活化することで抗凝固作用を発揮しますが，分子量，抗凝固活性，薬物

動態が不均一で，同じ投与量でも作用強度はさまざまであるためモニタリングが必須です．

低分子ヘパリンは抗Xa活性が強い低分子のみを抽出したもので作用は安定していますが，モニタリングが難しく，半減期も長いため，この場面での使用は一般的ではありません．血液浄化療法での抗凝固療法では，クエン酸やナファモスタットも使用されます．

## 2）検査結果の解釈のしかた

未分画ヘパリンの抗凝固作用のモニタリングにはAPTT，もしくはACT（activated clotting time：活性化凝固時間）を用います．APTTは主に内因性凝固系の評価ですが，ACTは全血をカオリンやセライトと混和して凝固反応を促進し，フィブリン塊形成までの時間を測定するものです．

APTTとACTは両者ともフィブリノゲン値や血液希釈，検査装置などに影響を受けますし，また血中ヘパリン濃度との相関はAPTT，ACTともにあまりよくありません．回路内血栓や出血性合併症の頻度も両者で差がないという報告がほとんどで，施設によってどちらかを主に測定し目標範囲で調整します（**表3**）．

ヘパリンは上述の通りATと結合して作用するので，ヘパリン療法中にはAT活性も測定します．AT活性だけでは抗凝固療法の効果は決まりませんが，例えばECMO（extracorporeal membrane oxygenation：体外式膜型人工肺）中はAT活性＞80％が1つの目標とされています．ヘパリンを増量しても十分な抗凝固作用が得られない場合にはAT活性を測定し，低下があればAT製剤の補充を検討します．また，Dダイマー上昇がECMO回路交換のタイミングの参考になります．

**表3** APTTとACT

| | | APTT | ACT |
|---|---|---|---|
| 評価するもの | | 内因性凝固系 | 全血での凝固時間 |
| 正常値 | | 30～40秒 | 100～130秒 |
| 目標値* | 血液浄化療法 | 正常の1.5～2倍 | 150～180秒 |
| | IABP | 正常の1.5～2倍 | 150～180秒 |
| | ECMO | 正常の1.5～2.5倍 | 180～220秒 |
| | IMPELLA | 添付文書に記載なし | 160～180秒 |
| 対応血中ヘパリン濃度 | | 低濃度（～1 U/mL） | 高濃度（1～5 U/mL） |
| 利点 | | バラツキが少ない | ベッドサイドで数分 |
| 使用しにくい場面 | | 心臓外科術中 | 凝固活性剤としてカオリンを使用している場合はナファモスタットが吸着される |

＊文献により目標値が違う場合や，APTTとACTに乖離がある場合がある．
IABP：intra-aortic balloon pumping（大動脈内バルーンパンピング）
ECMO：extracorporeal membrane oxygenation（体外式膜型人工肺）
IMPELLA：補助循環用ポンプカテーテル

**ここがポイント：APTTとACT，どちらを使う？**

ヘパリンを使用する場合には，血中ヘパリン濃度が比較的低濃度であるため，APTTの方が血中ヘパリン濃度との相関に優れています．また，ACTは混和手技が測定値の誤差となるため，ECMO中のモニタリングはAPTTが推奨されます．ACTで調整してもよいですが，出血や血栓などの合併症が起こったときはAPTTも測定し評価します．

一方で，心臓血管外科手術中は血中ヘパリン濃度が高濃度になるのでACTを使用します．欧米ではヘパリンの抗Xa活性を基準にしている施設もありますが，本邦では一般に迅速な測定はできません．

## 4 救急外来で肺塞栓および急性大動脈解離を除外したいとき

### 1）検査の意義，診断・治療における重要性

バイタルサインに異常を認める場合や臨床的に疑わしい場合は，肺塞栓や急性大動脈解離の診断のために造影CTをすみやかに行います．しかしバイタルサインが安定し，強くは疑わないときには，予測スコアとDダイマーを組み合わせて除外診断に用います．

### 2）検査結果の解釈のしかた

#### ❶ 肺塞栓（表4）

Wellsスコアで低リスク～中リスク，かつDダイマー＜0.5 μg/mLのときには追加検査はほぼ不要です．また救急外来であればWellsスコアとあわせてPERCルールも確認し，それぞれ低リスク・陰性の場合Dダイマー測定も不要です．Dダイマーのカットオフ値は＜0.5 μg/mLが標準ですが，年齢で調整したDダイマー値（年齢/100 μg/mL）を用いてもよいです．中リスク群のなかでもより高いスコア（4～6点）に該当するときは画像検査を追加すべきとの意見もあります．

深部静脈血栓症にもWellsスコアがあり，低リスク～中リスクでかつDダイマー＜0.5 μg/mLのときはほぼ否定できます．

#### ❷ 急性大動脈解離（表5）

Aortic Dissection Detection Risk Score（ADD-RS）を用います．該当項目が1項目以下で，かつDダイマー＜0.5 μg/mLのときにはほぼ安全に急性大動脈解離を含む大血管疾患を除外できる[7]ので造影CTは行わずにすみます．ただしすべての項目が同等の意味合いではなく，また完全には除外できないので疾患の重症度からすると悩ましいところです．年齢調整したDダイマーの検証は十分ではありません．また，全く該当しない患者さんには臨床においてそもそも急性大動脈解離を疑わないかもしれません．

**表4 Wellsスコアと PERCルール**

【Wellsスコア】

| | 点数 |
|---|---|
| 臨床的なDVTの症状がある | 3 |
| 診断がPEらしい | 3 |
| PE/DVTの既往 | 1.5 |
| 心拍数＞100回/分 | 1.5 |
| 4週間以内の固定/手術 | 1.5 |
| 喀血 | 1 |
| 担癌状態 | 1 |

PEの可能性

| | |
|---|---|
| 高リスク | 7～（66.7%） |
| 中リスク | 2～6（20.5%） |
| 低リスク | 0～1（3.6%） |

PE：pulmonary embolism（肺塞栓症）
DVT：deep venous thrombosis（深部静脈血栓症）
文献5より引用.

【PERCルール】

以下，全てあてはまれば検査前確率1%未満
- 50歳未満
- 心拍数＜100回/分
- $SpO_2$ ≧ 95%
- 喀血なし
- エストロゲン製剤使用なし
- PE/DVTの既往なし
- 片側の下肢腫脹なし
- 4週間以内の入院を要す外傷/手術なし

文献6より引用.

**表5 Aortic Dissection Detection Risk Score（ADD-RS）**

| | |
|---|---|
| 患者背景 | Marfan症候群，大動脈疾患の家族歴，既知の大動脈弁疾患や胸部大動脈瘤，心臓大血管手術の既往 |
| 症状 | 胸部・背部・腹部の突発で強い痛み，引き裂かれるような痛み |
| 身体所見 | 末梢循環の欠損，血圧左右差，神経学的異常，大動脈領域の拡張期雑音，血圧低下 |

文献8より引用.

## おわりに

一見難しい凝固系検査も，目的と評価方法さえ押さえておけば臨床応用しやすいと思います．今回取り上げなかった検査項目や，診断への役立て方などもありますので，本稿を足がかりにさらに凝固系の理解を深めてください．

### 引用文献

1）日本血栓止血学会：DIC診断基準2017年版．日本血栓止血学会誌，28：369-392，2017
2）Iba T, et al：Differential diagnoses for sepsis-induced disseminated intravascular coagulation: communication from the SSC of the ISTH. J Thromb Haemost, 17：415-419, 2019（PMID：30618150）
3）丸藤 哲，他：急性期DIC診断基準―第二次多施設共同前向き試験結果報告．日本救急医学会雑誌，18：237-272，2007

4）Kozek-Langenecker SA, et al：Management of severe perioperative bleeding：guidelines from the European Society of Anaesthesiology：First update 2016. Eur J Anaesthesiol, 34：332-395, 2017（PMID：28459785）

5）Wells PS, et al：Derivation of a simple clinical model to categorize patients probability of pulmonary embolism：increasing the models utility with the SimpliRED D-dimer. Thromb Haemost, 83：416-420, 2000（PMID：10744147）

6）Kline JA, et al：Prospective multicenter evaluation of the pulmonary embolism rule-out criteria. J Thromb Haemost, 6：772-780, 2008（PMID：18318689）

7）Nazerian P, et al：Diagnostic Accuracy of the Aortic Dissection Detection Risk Score Plus D-Dimer for Acute Aortic Syndromes：The ADvISED Prospective Multicenter Study. Circulation, 137：250-258, 2018（PMID：29030346）

8）Rogers AM, et al：Sensitivity of the aortic dissection detection risk score, a novel guideline-based tool for identification of acute aortic dissection at initial presentation：results from the international registry of acute aortic dissection. Circulation, 123：2213-2218, 2011（PMID：21555704）


## 参考文献・もっと学びたい人のために


1）Zehnder JL, et al：Clinical use of coagulation tests. UpToDate, 2020

2）日本心臓血管麻酔学会：心臓血管麻酔における血液粘弾性検査の使用指針．Cardiovascular Anesthesia，23：G1-37，2019

3）Chlebowski MM, et al：Clinical controversies in anticoagulation monitoring and antithrombin supplementation for ECMO. Crit Care, 24：19, 2020（PMID：31959232）

4）丸藤 哲，他：救急集中治療における血小板・凝固線溶系モニタリングの実際．日本救急医学会雑誌，20：1-15, 2009


Profile


**太田浩平**（Kohei Ota）

広島大学大学院 医系科学研究科 救急集中治療医学


患者さんを通して日々新しい発見がある救急集中治療が大好きです．「神は細部に宿る」医療を目標に精進しています．

# 腎機能検査

堀江良平，土井研人

①腎障害は無症状のことも多く，血液検査（特に血清クレアチニン）によるスクリーニングで発見されることもよくある
②腎障害を発見したら，病歴・身体所見に加えて尿検査や画像検査を組み合わせ，原因を推定する
③急性腎障害にはさまざまな原因があり，それに準じて対応を選ぶ

## はじめに

腎障害は救急外来/ICUでもよく経験されます．その程度，進行の速さ，原因などは症例によりさまざまで，比較的容易に治療可能なものから透析を必要とするものまであります．腎臓の病気というと，慢性的に進行しやがて透析依存となる慢性腎臓病（chronic kidney disease：CKD）も多いのですが，救急外来/ICUでは，腎機能が急激に低下する急性腎障害（acute kidney injury：AKI）が問題となりやすいのが特徴です．本稿では救急外来/ICUでよく行われる腎機能検査について解説します．血液検査だけでなく尿検査についても，重要なので一部言及しました．

## 1 検査の意義，診断・治療における重要性

血液検査と尿検査のそれぞれについて，代表的なものをまとめます．

### 1）血液検査の代表的な項目

腎機能を定量的に評価する指標は**糸球体濾過量**（glomerular filtration rate：GFR）です．直接測定するのが難しいので，**血清クレアチニン**，**BUN**（blood urea nitrogen：**血中尿素窒素**），**eGFR**（estimated GFR：**推算糸球体濾過量**）などの代替指標を用います．クレアチニンとBUNは血液検査で直接測定され，AKIの診断に有用です．

クレアチニン値と患者さんの年齢・性別からeGFRが計算されます．イヌリンクリアランスにより直接測定されたGFR値に近似するよう，係数を調整された次の式で表されます[1]．

$$\mathrm{eGFR}\ (\mathrm{mL/分/1.73\ m^2}) = 194 \times \mathrm{Cr}^{-1.094} \times 年齢^{-0.287}\ （女性はこれに\times 0.739）$$

Cr：血清クレアチニン濃度（mg/dL）

**クレアチニンクリアランス（Ccr）**は，臨床で一般的に用いられるGFR推定法のなかで，最も正確なものです．以下の計算式で求めます．蓄尿が必要で，救急外来で用いることは稀ですが，ICUでは計算することがあります．通常は24時間蓄尿なので，得られる数値は24時間の平均値です．

$$\mathrm{Ccr}\ (\mathrm{mL/分}) = \mathrm{Ucr}\ (\mathrm{mg/dL}) \times \mathrm{V}\ (\mathrm{mL/日}) / \mathrm{Scr}\ (\mathrm{mg/dL}) \times 1{,}440\ (\mathrm{分/日}) \times 1.73\ (\mathrm{m^2}) / \mathrm{A}\ (\mathrm{m^2})$$

Ucr：尿中クレアチニン濃度，V：1日尿量，Scr：血清クレアチニン濃度，A：体表面積，1.73：標準平均体表面積

**腎障害は，かなり進行するまで無症状のことも多いです．また，全身状態の不安定化やほかの臓器障害に伴って腎機能が低下することも珍しくありません．このため，BUNとクレアチニンは，救急外来/ICU診療においてはスクリーニング的に提出することが多いです（施設によってはeGFRも合わせて報告されます）．**

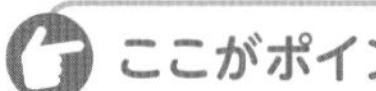


**状態の悪い患者さんでは，特異的な症状がなくとも積極的にBUNやクレアチニンをスクリーニングする！**

### 2）尿検査の代表的な項目

尿検査は，GFRとは異なる多くの情報を得られる検査です．まず試験紙法による尿定性検査を行い，pH，比重，尿タンパク，尿潜血，亜硝酸塩，白血球反応，尿糖などをチェックします．これに尿沈渣を合わせれば，より多くの情報を得ることができます．尿検査での血尿やタンパク尿などから，早期の腎疾患が見つかることもあります．尿所見は腎障害の原因を推定するのにも役立ちます．

### 3）そのほかの検査

やや発展的な内容として，いくつかの検査についてもう少し述べます．

#### ❶ 血中シスタチンC

筋肉量に影響されるクレアチニンや食事内容の影響を受けるBUN（後述）と比べ，これらの影響がなく，CKDやAKIの診断・評価に用いることがあります．

#### ❷ 尿中NGAL

尿中NGAL（neutrophil gelatinase-associated lipocalin：好中球ゼラチナーゼ結合性リポカリン）はAKIの予後予測，早期診断，腎性と腎前性の鑑別などに有用である可能性が示唆されているマーカーで，主にICUで測定することがあります．腎性の場合，腎前性と比べて高値になります．

#### ❸ 尿生化学

AKIが腎性か腎前性かを判断する際に有用なFENa（fractional exretion of sodium：ナトリウム排泄分画）を計算したり，血中の電解質異常の原因を精査する際などに用います．

AKIを疑った場合，このほかにも腹部エコーなどの画像検査で尿路の閉塞を疑わせる水腎症所見がないか，腎の萎縮がみられるかを確認したり，体液量を評価したりします．

こうして，目の前の腎障害がAKIかCKDか，AKIなら腎前性，腎性，腎後性のいずれであるか，背景にどういった原因があるのかといったことを推定し，治療します．

## 2 検査結果の解釈のしかた

検査結果の解釈について，気を付けるべき点をまとめます．

### 1）クレアチニン

AKIの診断に用います．2012年のKDIGO基準（日本のAKI診療ガイドライン2016でも同じ基準が推奨）によれば，AKIの定義は**表1**の通りです[2)]．

クレアチニン値を用いる場合，ベースラインの値との比較で診断します．クレアチニン値はすべての人で同じカットオフにはなりません．なぜなら，クレアチニンは筋肉を構成するタンパク質のクレアチンが代謝されて生成されるため，体格や筋肉量の影響で個人差が出やすいうえ[3)]，基礎疾患としてCKDがある場合は普段から高値になりうるからです．このため救急外来での単回測定でクレアチニンが高値であってもAKIと言い切れないことがあります．よって，実臨床ではAKIの可能性がありそうなら経過を観察する，ということがよく行われます．

ベースラインの情報がない場合，AKIを疑いはじめる血清クレアチニン値のカットオフに統一された基準はありません．あくまでも筆者の日常臨床におけるだいたいの目安とし

**表1 KDIGO診療ガイドラインによるAKI診断基準と病期分類**

| | | |
|---|---|---|
| 定義 | 1. Δ sCr ≧ 0.3 mg/dL（48時間以内） | |
| | 2. sCrの基礎値から1.5倍上昇（7日以内） | |
| | 3. 尿量0.5 mL/kg/時以下が6時間以上持続 | |
| | sCr基準 | 尿量基準 |
| ステージ1 | Δ sCr ≧ 0.3 mg/dL or<br>sCr 1.5～1.9倍上昇 | 0.5 mL/kg/時未満 6時間以上 |
| ステージ2 | sCr 2.0～2.9倍上昇 | 0.5 mL/kg/時未満 12時間以上 |
| ステージ3 | sCr 3.0倍～上昇 or<br>sCr ≧ 4.0 mg/dLまでの上昇 or<br>腎代替療法開始 | 0.3 mL/kg/時未満 24時間以上 or<br>12時間以上の無尿 |

定義1～3の1つを満たせばAKIと診断する．sCrと尿量による重症度分類では重症度の高いほうを採用する．
文献2より引用．

ては，基礎疾患がない患者さんでクレアチニン値1.2～1.5 mg/dLくらいでしょうか．最終的に帰宅可能な場合であっても内科外来でのフォローアップを勧めたりしています．ICUで重症患者を診療する場合，1日1回はクレアチニン値を測定し，増大傾向がみられる場合はAKIの進行を疑います．

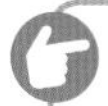

**ここがピットフォール**

**血清クレアチニン値は個人差があり，AKIの診断には変動をみることが大切！**

## 2) BUN

BUN/クレアチニン比として判断材料とすることが多い指標です．脱水や心不全で腎血流が低下すると（腎前性腎障害），尿細管での尿素窒素の再吸収量が増大し，BUN/クレアチニン比が高値（＞10～20）になります．消化管出血では，腸管内に出た赤血球や血漿タンパクが分解されて生じるアンモニアが尿素となることから，より高値になります．これ以外にも，高タンパク食の摂取や，異化亢進を呈する状態（運動，発熱，副腎皮質ステロイド投与など）で上昇するため，注意が必要です[3]．

血液透析を必要とするか否かの判断基準の1つとしてBUN＞100 mg/dLを目安にすることがありますが，ほかの検査異常値や全身状態を参考にして判断します．

## 3) eGFRとクレアチニンクリアランス

CKDの診断には，定常状態でのeGFRが用いられます（タンパク尿の有無も考慮します）．eGFRの計算式のもととなった研究では，AKIの患者はむしろ除外されており[1]，急激に腎機能が変動している時期の指標ではなく，それぞれの患者さんの腎機能の定常状態を評価するための指標だといえます．加齢によって自然に減少していくことが知られていますが，eGFR＜60 mL/分/1.73 $m^2$の場合，救急外来での尿検査でタンパク尿がなくてもCKDを考慮します．

クレアチニンクリアランスは内因性の物質であるクレアチニンが生体内で代謝を受けずにほぼ100％尿中に排泄されることを利用して，GFRを推定する検査です．したがって，eGFRとクレアチニンクリアランスは真のGFRとほぼ同じ値をとることになります．

腎機能に応じた用量調節が必要となる薬剤は多く存在し，薬剤調節の基準は，添付文書においては通常クレアチニンクリアランスを用いて設定されています．すべての患者さんに対して前述の計算式のように蓄尿を行いクレアチニンクリアランスを求めることはできないので，予測式が用いられます．**代表的なものとしてCockcroft-Gault式があります．**

男性：Ccr＝〔(140－年齢)×体重（kg)〕/〔72×血清クレアチニン値（mg/dL)〕
女性：Ccr＝0.85×〔(140－年齢)×体重（kg)〕/〔72×血清クレアチニン値（mg/dL)〕

eGFRの式と異なり体重の情報が付加されているので，Cockcroft-Gault式では体格（筋肉量）による影響がより少なくなると考えられています．

健康な若年成人では通常100～120 mL/分以上ですが，加齢とともに減少します．一部の薬剤は，添付文書や文献などをみると，「Ccrが50 mL/分未満では投与間隔を空ける」，「30 mL/分未満では投与量を減らす」，「10 mL/分未満では使用禁止」，などと書かれているので，腎機能に応じて調整しましょう．ICU患者さんでは，日々腎機能が改善したり増悪したりするので，腎機能調節が必要な薬剤を使用している場合，クレアチニンクリアランスの評価も適宜行い，用量を再調整します．

### 4）尿検査（尿一般・沈査を中心に）

得られる情報量が多く，また多岐にわたります（**表2**）[4]．病歴や身体所見と合わせ，どういった疾患を疑うかを念頭におきながら提出しましょう．

## 3 検査結果から考えられる適切な薬・治療

**表3**はAKIを疑った場合の対応を原因別にまとめたものです[5]．特異的な治療薬がないことも多く，腎毒性物質を避け，体液量や循環動態といった全身状態の安定化に努めることが原則です．腎機能が高度に障害されて生命危機につながる場合は，原因にかかわらず緊急血液透析の適応となります（**表4**）．

**表2** 尿検査のまとめ

| 尿一般 | |
|---|---|
| pH | 通常5～8.5でやや酸性寄りのことの方が多い（5.5～6.5）．RTA患者以外では血液のpHを反映して変動する．RTA患者では尿の酸性化能が低下しているため，アシドーシスがあっても尿がアルカリ性のままである<br>酸性尿：発熱，脱水，飢餓，腎炎，糖尿病，痛風など．アルカリ性：UTI，制酸薬，過呼吸，嘔吐など |
| 比重 | 正常範囲は1.003～1.030．1.010以下は相対的に希釈されており，1.020以上は相対的に脱水 |
| 尿タンパク | タンパク尿は150 mg/日以上の尿タンパク，ネフローゼ症候群は3.5 g/日以上の尿タンパクと定義される．試験紙法ではアルブミンだけを検出するので，通常ガンマグロブリンやBence-Jonesタンパクを検出できないことに注意．定量する必要がある場合は蓄尿して尿生化学をオーダーするか，スポット尿の尿生化学でクレアチニン1 gあたりの尿タンパクを計算すると，おおむね1日あたりの尿タンパク量に相当する．0.5 g/日以上のタンパク尿や血尿を合併している例では，腎臓専門医に紹介する |
| 尿潜血 | 試験紙法の尿潜血反応は，赤血球のペルオキシダーゼ反応を検出する．ミオグロビンとヘモグロビンも同様の活性をもつため，血尿以外にもミオグロビン尿とヘモグロビン尿は尿潜血反応陽性となることに注意．沈査で赤血球を確認できる場合は血尿と診断できる |
| 亜硝酸塩 | 通常は尿中に存在しないが，細菌によって尿中硝酸塩が還元されると亜硝酸塩となり陽性化する．多数の菌体（10,000/mL以上）が尿中に存在することを示唆．UTIに対する特異度が高いが，感度は高くないので，除外には使用できない |
| 白血球反応 | 白血球エステラーゼを検出する．好中球によりつくり出されるため，膿尿があると陽性化する |
| 尿糖 | 健常人では，糸球体で濾過された後に近位尿細管で完全に再吸収されるため，陰性．濾過量が増え，再吸収が追い付かなくなる（180～200 mg/dL以上）と陽性化．糖尿病，Cushing症候群，肝疾患，膵疾患，Fanconi症候群などが代表的鑑別 |
| その他 | ケトン体は飢餓やDKAで陽性．ウロビリノーゲンやビリルビンは血中のビリルビン上昇を反映する |
| **尿沈渣** | |
| 血球数 | 血尿の定義は赤血球が5/HPF以上．UTI，炎症，結石，腫瘍などでみられる．赤血球に変形（赤血球円柱）がみられる場合は糸球体性の血尿を示唆<br>膿尿の定義は白血球が5/HPF以上．感染や炎症に伴ってみられる |
| 細胞 | 前述血球のほか，さまざまな上皮細胞など．扁平上皮細胞は腎臓ではなく尿路由来と考える．移行上皮細胞が少量みられるのは正常所見だが多量の場合は病的なことも．尿細管上皮細胞がみられた場合，尿細管壊死を示唆しており，腎組織の障害を考える |

| | 円柱の種類 | 構成要素 | 関連する病態 |
|---|---|---|---|
| 円柱 | 硝子円柱 | ムコタンパク質 | 正常でも少量みられる<br>腎盂腎炎，CKD |
| | 赤血球円柱 | 赤血球 | 糸球体腎炎，糸球体内での出血 |
| | 白血球円柱 | 白血球 | 腎盂腎炎，糸球体腎炎，間質性腎炎，腎臓における炎症反応 |
| | 上皮円柱 | 腎尿細管細胞 | 急性尿細管壊死，間質性腎炎，子癇，腎炎症候群，移植腎拒絶，重金属摂取 |
| | 顆粒円柱 | 種々の細胞 | 進行した腎疾患 |
| | ろう様円柱 | 種々の細胞 | 進行した腎疾患 |
| | 脂肪円柱 | 脂質含有尿細管細胞 | ネフローゼ症候群，甲状腺機能低下症 |
| | 幅広円柱 | 種々の細胞 | 末期腎不全 |

| | |
|---|---|
| 結晶 | シュウ酸カルシウム（正常でもみられる），尿酸，リン酸塩（正常でもみられるがアルカリ尿やUTIと関連しやすい），シスチン（シスチン尿症の診断．酸性尿中でみられる）など |
| 細菌尿 | 細菌感染を考慮するが，コンタミネーションやコロナイゼーションのこともある．白血球による貪食像がみられる場合は感染を示唆．症状や全身状態と合わせて判断する必要あり |

文献4を参考に作成．
RTA：renal tubular acidosis（尿細管性アシドーシス），UTI：urinary tract infection（尿路感染症），DKA：diabetic ketoacidosis（糖尿病性ケトアシドーシス）

**表3 AKIの主な原因と対応**

| 原因 | メカニズム | 対応 |
|---|---|---|
| 腎灌流量低下 | 脱水，出血，ショック，血管抵抗上昇などで腎臓の灌流量が低下して起こる | 十分な輸液蘇生．血圧の適正化．場合によって昇圧薬使用も |
| 心腎症候群 | 急性の心機能低下により，有効な腎血流量が得られなくなって起こる | 心不全の治療．利尿薬や強心薬などを適宜用いる |
| 肝腎症候群 | 有効循環血漿量の減少，血管作動性物質の関与などにより，糸球体濾過量が減少すると考えられる | アルブミン投与による有効循環血漿量確保，昇圧薬による灌流圧サポート |
| 腎毒性物質 | 腎毒性のある薬物（抗菌薬，NSAIDs，造影剤など）曝露，内因性の腎毒性物質（ミオグロビン，尿酸）が引き金となり，腎障害が起こる | 原因薬物の中止，体液量の適正化．場合によっては血液浄化療法による除去を行う |
| 敗血症 | さまざまなメカニズムが提唱されているが未決着 | 感染症の治療と全身循環動態の安定化 |
| 高侵襲の手術 | 体液喪失，麻酔薬による循環動態への影響など | 体液量の適正化，血圧の適正化．必要に応じて輸血や昇圧薬などを用いる |
| 腹腔内圧上昇 | 腹腔内圧上昇のために腎血流低下とボーマン嚢圧上昇が生じて起こる | 腹腔内圧上昇を解除する必要あり．例えば大量腹水をドレナージするなど |
| 急速進行性糸球体腎炎 | さまざまな遺伝因子，曝露因子などによって自己免疫反応が活性化され，糸球体の炎症や障害が引き起こされる | 疑ったら腎臓専門医にすみやかに相談する．ステロイドや免疫抑制薬を含む専門的治療が行われる場合あり |
| 急性間質性腎炎 | 薬剤や感染などにより免疫反応が活性化され，尿細管や間質に炎症細胞が浸潤して生じる | 原因が薬剤なら中止．ステロイドの投与も考慮．必要に応じ腎臓専門家にコンサルト |
| 腎後性AKI | 前立腺肥大，骨盤内臓器の悪性腫瘍，後腹膜線維症，腎結石，血栓などによる尿路閉塞 | 泌尿器科コンサルト．尿路の閉塞解除に努める |

文献5を参考に作成.

**表4 代表的な緊急血液透析の適応**

| | |
|---|---|
| 高カリウム血症 | K＞6 mEq/L |
| 体液量の過剰・肺うっ血 | 乏尿・無尿，挿管，呼吸器管理を考慮する場合など |
| 高度の代謝性アシドーシス | 血液ガス分析で$HCO_3^-$＜10 mEq/LまたはpH＜7.15 |
| 尿毒症症状の出現 | 臨床症候のほか，BUN＞100 mg/dLを基準とすることも |

文献6を参考に作成.

## おわりに

救急外来/ICUで腎障害を発見・精査・治療するという，一連の流れの基礎をまとめました．情報が多くてはじめは混乱しますが，あとは実際の診療のなかで慣れていってください．

### 引用文献


1）Matsuo S, et al：Revised equations for estimated GFR from serum creatinine in Japan. Am J Kidney Dis, 53：982-992, 2009（PMID：19339088）

2）AKI（急性腎障害）診療ガイドライン作成委員会：AKI（急性腎障害）診療ガイドライン2016．日本腎臓学会誌，59：419–533，2017
https://www.jsn.or.jp/guideline/pdf/419-533.pdf

3）孫 大輔，南学正臣：I．診断へのアプローチ 3．BUN，クレアチニンの代謝 BUN，クレアチニン高値を認めたときの鑑別診断の進め方．「特集 腎疾患：診断と治療の進歩」，日本内科学会雑誌，97：929-933，2008

4）Simerville JA, et al：Urinalysis：a comprehensive review. Am Fam Physician, 71：1153-1162, 2005（PMID：15791892）

5）Ronco C, et al：Acute kidney injury. Lancet, 394：1949-1964, 2019（PMID：31777389）

6）「CRRTポケットマニュアル 第2版」（野入英世，花房規男/編著），p4，医歯薬出版，2015


Profile


**堀江良平**（Ryohei Horie）

東京大学医学部 救急科
専門：救急・集中治療

読者の皆さんが今後経験される救急や集中治療の現場で，この記事の内容が助けになれば幸いです．勉強することがたくさんあり大変ですが，お互いに頑張っていきましょう！


**土井研人**（Kento Doi）

東京大学医学部 救急科
専門：救急・集中治療

多臓器不全・敗血症における臓器連関について急性腎障害・血液浄化療法を軸として基礎と臨床の両面から研究を進めています．

# 肝機能検査

太田啓介

①肝機能評価の際には肝胆道系疾患以外の除外が大切！
②原因として薬剤性は常に考える！ 虚血性肝炎とともに最重症化の可能性あり！
③ルーチン検査はその必要性を毎回検討すべし！

## 1 検査の意義，診断治療における重要性

採血における肝機能検査は，肝胆道系疾患を疑い評価する以外にも，外来では来院時の基本検査として，病棟では薬剤性肝障害のスクリーニングとして提出されることもあります[1～3]．重症急性肝障害を除きAST・ALTと肝障害重症度の相関は乏しいものの[1, 3]，ALT上昇が肝臓関連死亡率上昇と関連するという報告や[4]，肝疾患関連のAST・ALT・γGTP上昇と全死亡率は正の相関があるとする報告もあり[3]，肝機能検査が方針決定に重要な検査であることは論を待ちません．一方でアルコール性肝疾患や非アルコール性脂肪肝などの慢性肝疾患では数値異常が軽度～中等度程度の場合や，肝線維化が進行した状態でも数値正常の場合があり[1]，肝機能検査だけでの除外は困難です．

一般的に提出すべき肝機能検査としてAST（GOT），ALT（GPT），LDH，ALP，γGTP，Bil（ビリルビン），Alb（アルブミン），PT（プロトロンビン時間）があり[1, 3, 4]，ChE（コリンエステラーゼ），アンモニアも提出されることがあるかもしれません．これらは肝胆道系疾患以外でも影響を受けしばしば誤認・誤用されることがあるため[5]，検査の特徴を知りそれらを除外することが肝機能評価の第一歩です．なお甲状腺疾患では代謝に影響を及ぼすため肝機能検査の数値異常がみられることがあります[4]．

## 2 肝機能検査の特徴[2〜4, 6]

### 1) AST, ALT, LDH

AST（アスパラギン酸アミノ基転移酵素）とLDH（乳酸脱水素酵素）は肝細胞以外に心臓，骨格筋，腎臓，脳，膵臓，肺，赤血球など全身に広く分布する酵素です．ALT（アラニンアミノ基転移酵素）も同様に心臓，骨格筋，腎臓，赤血球など全身に広く分布しますが主に肝細胞に存在し，肝細胞障害のマーカーとして特異性が高いとされます．これらは肝細胞障害で上昇しますが，**ALT上昇が乏しいAST・LDH上昇を認めた場合は，心筋梗塞や横紋筋融解，溶血など肝胆道系疾患以外の鑑別を要します**．半減期はALT 36時間，AST 18時間とALTの方が長いため，血中からの消失はASTの方が早いとされます．

### 2) ALP

ALP（アルカリホスファターゼ）は主に肝臓，骨，胎盤，小腸，腎臓に分布する酵素で，肝外では骨に最も多く分布します．肝内では胆管細胞ではなく小管膜上の肝細胞に存在し，胆管閉塞に伴い血中濃度が上昇します．Bil上昇がない状態の胆管閉塞でも上昇がみられることがあり，胆汁うっ滞に対する感度は高いとされます．骨折や悪性腫瘍の骨転移などの骨病変，妊娠中（胎盤形成に伴う），成長期でもALPが上昇することがありますが，これらの場合γ-GTPは上昇しないため鑑別の一助となります．

### 3) γGTP

γGTP（γ-グルタミルトランスペプチダーゼ）は肝臓，腎臓，膵臓，小腸などに分布する酵素ですが，多くは肝臓由来とされます．胆道疾患で上昇し，ALPとあわせて胆道疾患に対してよいマーカーとなります．アルコール摂取量と相関があり，アルコール性肝障害ではほぼ全例に上昇がみられます．ほかに抗痙攣薬などの薬物でも上昇することがあります．

### 4) Bil

Bil（ビリルビン）は赤血球の破壊によって産生され，Albと結合した非抱合型ビリルビンとして循環し，肝臓で親水性の抱合型ビリルビンとなり胆汁へ排泄，大腸細菌叢でウロビリノーゲンとなり尿や便へ排泄されます．血液検査では抱合型をD-Bil（direct-Bil：直接ビリルビン），非抱合型をI-Bil（indirect-Bil：間接ビリルビン）として定量しています．Bil上昇は赤血球破壊の亢進（肝前性黄疸）でI-Bil優位に，肝機能低下（肝性黄疸），胆管閉塞（肝後性黄疸）でD-Bil優位にみられます．**D/I-Bil評価はルーチンで行うのではなく，T-Bil（toal-Bil：総ビリルビン）が上昇している際に評価を検討しましょう．**

### 5) Alb

Alb（アルブミン）は肝臓でつくられる血中タンパクの主成分です．状態の安定している外来患者でAlbが低値であれば肝機能障害を示唆する可能性がありますが，栄養不良や炎症による合成障害，タンパク異化，腎や腸管からのタンパク漏出，血液希釈などの肝外要因でも低下します．半減期は3週間と長く，肝機能評価としては鋭敏さに欠けます．

### 6) PT

PT（プロトロンビン時間）は肝臓でビタミンK依存性に生成される第Ⅶなどの凝固因子の血中活性を反映しており，胆汁うっ滞などによるビタミンK吸収低下，肝細胞障害が起こると延長します．重症肝疾患では24時間以内にPT延長することもあり，肝機能評価において感度がよい検査とされます．PT延長はワルファリン使用やヘパリンの過作用，DIC（disseminated intravascular coagulation：播種性血管内凝固症候群）など肝外病変でも起こります．ほかにも抗菌薬使用による腸内細菌叢の変化によって起こるビタミンK欠乏は稀ならず遭遇するため留意しましょう．

### 7) ChE

ChE（コリンエステラーゼ）は肝臓でつくられる酵素で，肝合成能を反映しAlbの肝生成と相関することが知られています．肝でのAlb生成が低下する疾患のほか，栄養不良や重症疾患でも低下するため，単独では肝疾患鑑別の有用性は乏しいです．なお有機リン中毒ではChEが低下し診断の一助となりますが，臨床症状と必ずしも相関しないといわれています．

### 8) アンモニア[7)]

アンモニアは肝臓における解毒能の指標とされますが，実臨床では肝性脳症の評価として提出される場面が多いでしょう．慢性肝疾患による肝性脳症では血中濃度と症状に相関がないため，その診断や除外，重症度判定に使用することは推奨されませんが，急性肝不全では脳症の重症度に相関があり，数値上昇は脳症・脳浮腫の予測となるため重要です．なお*Proteus mirabilis*などのウレアーゼ産生菌による尿路感染症やバルプロ酸などの薬剤，腎不全，消化管出血，痙攣発作，ショック，心停止などでもアンモニアは上昇します．

**ここがポイント**

**肝機能評価の際には肝胆道系疾患以外の除外が大切！**

## 3 検査結果の解釈のしかた

2017年にAmerican College of Gastroenterology（ACG：米国消化器病学会）より「ACG Clinical Guideline：Evaluation of Abnormal Liver Chemistries」[4)]が発表されています．これに沿って，肝胆道系疾患以外を除外できたという前提で解説していきます．

まず，どの検査項目が優位に上昇しているかを確認し，AST・ALT > ALP：肝細胞障害，ALP > AST・ALT：胆汁うっ滞，AST・ALT ≒ ALP：両者の混合型と考えます．その後，

R比＝（ALT測定値÷ALT正常上限値）÷（ALP測定値÷ALP正常上限値）を計算し，＜2：胆汁うっ滞，2～5：混合，5＜：肝細胞障害と評価します．

### 1）AST・ALT上昇

AST・ALTの上昇は，正常上限値2～5倍を軽症，5～15倍を中等症，15倍以上または10,000 IU/L以上を重症と定義しています．軽症ではアルコール性・非アルコール性脂肪肝，肝硬変などが鑑別となります．ウイルス性肝炎，急性肝動脈閉塞，自己免疫性肝炎，急性胆道閉塞，びまん性癌細胞浸潤，外傷性肝損傷，HELLP症候群などは軽症～重症例でもみられ[3]，なかでも虚血性肝炎，薬剤性肝障害（特にアセトアミノフェン中毒）は軽症からときに10,000 IU/L以上の最重症の病態となりえます．

### 2）AST/ALT比

またAST/ALT比も鑑別に有用です．多くの慢性ウイルス性肝炎や非アルコール性脂肪肝はALT＞ASTとなります．一方でアルコール性肝疾患の90％はAST＞ALTであり，70％以上はAST/ALT比＞2となります．肝硬変でもAST＞ALTがみられますが，多くはAST/ALT比＜2です．なお虚血性肝炎は肝細胞障害パターンかつ，数値の上昇がALT＜AST＜LDHとなるのが急性期の特徴で，循環動態安定による病態改善がみられればすみやかに低下し，半減期の兼ね合いから回復期はAST＜ALTで数値改善していきます．ちなみにこのときBilは遅れて上昇し，ときに2桁まで上昇する場合もあります．

### 3）ALP・γGTP上昇

ALP上昇があれば結石や悪性腫瘍などによる胆道系疾患を鑑別するため腹部エコーを検討します．異常所見がない場合，原発性胆汁性胆管炎や原発性硬化性胆管炎，薬剤性肝障害を含めた肝内疾患を考慮し各種抗体や画像検査をすべきとされます．なおγGTP上昇はALP上昇が肝臓由来であることの評価に有用です[8]．γGTP単独上昇であればアルコール関連を疑います[3]．

### 4）Bil上昇

Bil上昇があればD/I-Bilを評価し，D-Bil優位なら肝細胞障害や胆管閉塞を疑います．敗血症や薬剤性肝障害などを含めて鑑別は多岐にわたるため，病歴や他所見とあわせて評価します．肝硬変を合併したアルコール性肝炎や進行した肝硬変に敗血症や腎不全を併発した場合にT-Bil＞30 mg/dLとなることもあります．I-Bil優位なら溶血によるものが多く，ハプトグロビン低下やLDH上昇が参考になります．

### 5）その他

PT延長やAlb低下は重症肝障害や肝硬変への進行を示唆する所見となりますが[3]，他所見を踏まえて総合的に評価しましょう．

### 6）特に注意すべき疾患

ICUでは多種多様な薬剤を使用すること，循環不安定な症例が多いこと，重症化のリスクも高いことから虚血性肝炎と薬剤性肝障害は頻度も多く注意を要します．またもともと正常肝機能の症例で入院後に肝機能障害を認めた場合，薬剤性肝障害は常に鑑別に入れるようにしましょう．

なお本邦では急性肝不全が疑われる場合はその診断基準（**表1**）を，肝硬変の重症度評価にはChild-Pugh分類（**表2**）を，肝硬変で肝細胞癌を合併し肝切除を前提とした症例には肝予備能評価として肝障害度分類（**表3**）を参考にします．

**表1　急性肝不全の診断基準**

正常肝ないし肝予備能が正常と考えられる肝に肝障害が生じ，初発症状出現から8週以内に，高度の肝機能障害に基づいてプロトロンビン時間が40％以下ないしはINR値1.5以上を示すものを「急性肝不全」と診断する．急性肝不全は肝性脳症が認められない，ないしは昏睡度がⅠ度までの「非昏睡型」と，昏睡Ⅱ度以上の肝性脳症を呈する「昏睡型」に分類する．また，「昏睡型急性肝不全」は初発症状出現から昏睡Ⅱ度以上の肝性脳症が出現するまでの期間が10日以内の「急性型」と，11日以降56日以内の「亜急性型」に分類する．

注1）B型肝炎ウイルスの無症候性キャリアからの急性増悪例は「急性肝不全」に含める．また，自己免疫性で先行する慢性肝疾患の有無が不明の症例は，肝機能障害を発症する前の肝機能に明らかな低下が認められない場合は「急性肝不全」に含めて扱う．

注2）アルコール性肝炎は原則的に慢性肝疾患を基盤として発症する病態であり，「急性肝不全」から除外する．ただし，先行する慢性肝疾患が肥満ないしアルコールによる脂肪肝の症例は，肝機能障害の原因がアルコール摂取ではなく，その発症前の肝予備能に明らかな低下が認められない場合は「急性肝不全」として扱う．

注3）薬物中毒，循環不全，妊娠脂肪肝，代謝異常など肝臓の炎症を伴わない肝不全も「急性肝不全」に含める．ウイルス性，自己免疫性，薬物アレルギーなど肝臓に炎症を伴う肝不全は「劇症肝炎」として扱う．

注4）肝性脳症の昏睡度分類は犬山分類（1972年）に基づく．ただし，小児では「第5回小児肝臓ワークショップ（1988年）による小児肝性昏睡の分類」を用いる．

注5）成因分類は「難治性の肝疾患に関する研究班」の指針（2002年）を改変した新指針に基づく．

注6）プロトロンビン時間が40％以下ないしはINR値1.5以上で，初発症状ないし肝障害が出現してから8週以降24週以内に昏睡Ⅱ度以上の脳症を発現する症例は「遅発性肝不全」と診断し，「急性肝不全」の類縁疾患として扱う．

文献9より引用．

**表2　Child-Pugh分類**

| 項目 | 1点 | 2点 | 3点 |
|---|---|---|---|
| 肝性脳症 | なし | grade1～2<br>（軽度） | grade3～4<br>（ときどき昏睡） |
| 腹水 | なし | 少量（1～3 L） | 中等以上（3 L～） |
| ビリルビン（mg/dL）<br>（胆汁うっ滞の場合） | ＜2.0<br>（＜4.0） | 2.0～3.0<br>（4.0～10.0） | ＞3.0<br>（＞10.0） |
| アルブミン（g/dL） | ＞3.5 | 2.8～3.5 | ＜2.8 |
| PT活性（％）<br>PT-INR | ＞70<br>＜1.7 | 40～70<br>1.7～2.3 | ＜40<br>＞2.3 |
| Grade | A：5～6点 | B：7～9点 | C：10～15点 |

**表3 肝障害度分類**

| 項目 | A | B | C |
|---|---|---|---|
| 腹水 | なし | 治療効果あり | 治療効果少ない |
| ビリルビン（mg/dL） | ＜2.0 | 2.0～3.0 | ＞3.0 |
| アルブミン（g/dL） | ＞3.5 | 3.0～3.5 | ＜3.0 |
| ICG15分値（%） | ＜15 | 15～40 | ＞40 |
| PT活性（%） | ＞80 | 50～80 | ＜50 |

＊2つ以上の項目に該当した肝障害度が2カ所に生じる場合には高いほうの肝障害度をとる．
（例：Bが3項目，Cが2項目の場合はCとする．Aが3項目，BとCがそれぞれ1項目の場合はBが2項目相当以上の肝障害と判断してBとする）
文献10より引用．

ICG15分値：ICG（indocyanine green：インドシアニン・グリーン）を静脈注射し，その15分後に他側の静脈より採血し，ICGを定量することで，血中での停滞率を検査する．肝障害の発見や，肝予備能および肝病変の進展度の評価のために行われることがある[6]．

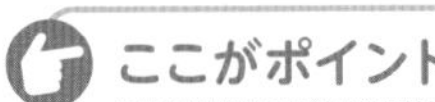

**ここがポイント**

**原因として薬剤性は常に考える！ 虚血性肝炎とともに最重症化の可能性あり！**

## 4 検査結果から考えられる適切な薬・治療

基本的には原疾患の治療がメインとなりますが，鑑別や治療法は多岐にわたるため成書にて確認してください．なお肝機能障害に対し経験的にグリチルリジン・グリシン・システイン配合剤（強力ネオミノファーゲンシー®）や，ウルソデオキシコール酸（ウルソ®）などが処方されることを目にしますが，エビデンスはありません．

**【コラム：検査コスト】**

診療点数早見表2020年4月版[11]によると，Alb，ALP，ChE，γGTP，LDHはおのおの11点，AST，ALTはおのおの17点，これらを5項目以上7項目以下行った場合は一律で93点となります．またPTは18点，末梢血液一般検査は21点です．前述すべて行うと1,320円，仮に1週間毎日行えば9,240円のコストとなります．なおALPやγGTP，LDHのアイソザイムは各48点，ASTアイソザイムは49点，アンモニアは50点となります．

## おわりに

肝機能検査に限った話ではありませんが，ICUでは半ばルーチンで連日採血されることを目にします．入院関連貧血を引き起こしさらなる不要な追加検査を要するだけでなく，輸血量増加，入院日数延長，死亡率上昇，コスト増大など，さまざまな有害事象と関連していることが示されており，採血検査を減少させても診断ミスや死亡率などの患者アウトカムには影響しなかったという報告もあります[12]．患者安全のために必要であればその限りではありませんが，日々毎日の介入やルーチン業務を見直し，その必要性を随時検討することが大切です．そういった面でも正しい検査解釈は必須スキルといえます．

## 引用文献


1）Tang CM：Abnormal liver function tests. InnovAiT, 12：507-515, 2019

2）Prince M & Clark P：Interpreting abnormal liver function tests. BMJ, 344：e3406, 2012

3）Lazo M：Johns Hopkins Diabetes Guide. Liver function. 2020
https://www.hopkinsguides.com/hopkins/view/Johns_Hopkins_Diabetes_Guide/547086/8/Liver_function

4）Kwo PY, et al：ACG Clinical Guideline：Evaluation of Abnormal Liver Chemistries. Am J Gastroenterol, 112：18-35, 2017（PMID：27995906）

5）Armstrong KA & Metlay JP：Annals Clinical Decision Making：Using a Diagnostic Test. Ann Intern Med, 172：604-609, 2020（PMID：32311733）

6）飯野四郎，他：肝，胆，膵および腹膜疾患の診断.「内科診断学」（黒川 清，他／編），pp461-512，金芳堂，2008

7）Ge PS & Runyon BA：Serum ammonia level for the evaluation of hepatic encephalopathy. JAMA, 312：643-644, 2014（PMID：25117134）

8）Coates P：Liver function tests. Aust Fam Physician, 40：113-115, 2011（PMID：21597511）

9）厚生労働省「難治性の肝・胆道疾患に関する調査研究」班：急性肝不全の診断基準 2015年改訂版．2015

10）「原発性肝癌取扱い規約 第6版 補訂版」（日本肝癌研究会／編），金原出版，2019

11）「診療点数早見表 2020年4月版」（医学通信社／編），医学通信社，2020

12）Eaton KP, et al：Evidence-Based Guidelines to Eliminate Repetitive Laboratory Testing. JAMA Intern Med, 177：1833-1839, 2017（PMID：29049500）


## 参考文献・もっと学びたい人のために


1）Stravitz RT & Lee WM：Acute liver failure. Lancet, 394：869-881, 2019（PMID：31498101）

2）Bernal W & Wendon J：Acute liver failure. N Engl J Med, 369：2525-2534, 2013（PMID：24369077）
↑急性肝不全についてわかりやすくまとまっています．NEJMの方は急性肝不全の病期に関して「Japanese System」も紹介されています．

3）Arroyo V, et al：Acute-on-Chronic Liver Failure. N Engl J Med, 382：2137-2145, 2020（PMID：32459924）
↑NEJMからの，慢性肝不全の急性増悪についての現段階での最新のreviewです．

4）Nanchal R, et al：Guidelines for the Management of Adult Acute and Acute-on-Chronic Liver Failure in the ICU：Cardiovascular, Endocrine, Hematologic, Pulmonary, and Renal Considerations. Crit Care Med, 48：e173-e191, 2020（PMID：32058387）
↑急性肝不全／慢性肝不全の急性増悪の現段階における全身管理の指針となる文献です．


Profile


**太田啓介**（Keisuke Ota）

静岡県立総合病院集中治療センター 集中治療科／急変対応科


集中治療は重症総合診療です．「ICUだから」という理由で盛り盛りの検査・治療を行い，モグラ叩き的な対症療法のみの全身管理とならないよう，「患者さん1st」「less is more」な管理とともに，現在起こっている問題点を炙り出し，その原因となっている事象を上流まで遡り対応することを意識しましょう．

# 炎症反応バイオマーカー

志馬伸朗

①感染症の指標となる優れた血液検査はない
②炎症反応バイオマーカーは臨床診断や微生物所見とあわせた総合的診断指標の1つとして利用可能かもしれないが，過度の信頼をおかないほうがよい
③抗菌薬の中止基準としてPCTアルゴリズムが利用できるかもしれないが，臨床経過をあわせた判断が必要である

## はじめに

読者の多くは，炎症反応バイオマーカーを好んで測定していると思います．多くの救急外来（ER）や集中治療室（ICU）での毎日のオーダーでは炎症反応バイオマーカーがセット化され，ルーチン測定しているのではないでしょうか？ しかしその意義は何でしょうか？ 考えてみましょう．

**炎症反応バイオマーカーを採血で測定する意義は，生体に何らかの侵襲が加わっていることを評価するため**です．最も頻度の高い侵襲の原因は感染症であるので，炎症反応異常を手がかりに，感染症の診断を進めることは，有意義かもしれません．しかし，そこには大きな落とし穴があります．血液検査（のみ）で感染症は診断できないし，感染症の絶対的な指標となるよい炎症反応バイオマーカーはないのです．

## 1 炎症反応バイオマーカーの用途

炎症反応バイオマーカーの用途は，大きく分けて3つあります（表）．

① 感染症診断：臨床的評価により相応の蓋然性をもって感染症を疑う背景と所見がある場合（ある程度検査前確率が高い患者さん）に感染症が存在するか否かを判別したいとき
② 重症度評価 / 予後予測：感染症あるいはその他の病態を診断した後に患者さんを層別化したり予後を予測する指標に用いることで，治療方向性判断や患者説明を行うとき
③ 抗菌薬中止判断：感染症と診断し抗微生物治療を開始した後に，その効果（治療反応性と中止可能性の評価）を評価し薬剤の継続あるいは終了を判断したいとき

どの目的で用いるのか，認識したうえで使用します．

感染症に対しては臨床所見や症状，微生物学的な評価が必要です．炎症反応を手がかりとした評価はそれら一連の総合評価の一端にすぎないという認識をもつことが重要でしょう．

**ここがピットフォール**

**感染症は炎症反応を引き起こす主要な原因ですが，炎症反応＝感染症，でないことに注意しましょう！**

## 2 白血球とその分画

白血球は侵襲時においてサイトカイン刺激により骨髄での産生が亢進し，炎症局所に動員されるため，血液中の数値や分類，成熟段階の割合が変化します．測定手法と精度が確

**表 炎症反応バイオマーカーの感染症診療における特徴**

| | よく用いられるカットオフ値 | 利用意義 | | | 臨床知見の集積 | 特徴や注意点 |
|---|---|---|---|---|---|---|
| | | ① 感染症診断 | ② 重症度評価 / 予後予測 | ③ 抗菌薬中止判断 | | |
| WCC | <4,000～5,000/μL あるいは≧13,000～15,000/μL | × | × | × | ▲ | 安価・簡便 |
| CRP | ≧5ないし10 mg/dL | ▲ | ▲ | △ | △ | 安価・簡便 |
| PCT | ≧0.25，0.5ないし1 μg/L | △ | ▲ | ○ | ○ | 高価・汎用性にやや乏しい |
| P-SEP | ≧500～600 ng/L | △ | ▲ | × | ▲ | 高価・汎用性に乏しい PCTとの同時算定は不可 |

利用可能性が高い方から○△▲×の順に評価．
WCC：white cell count（総白血球数），CRP：C-reactive protein（C反応性タンパク），PCT：プロカルシトニン，P-SEP：プレセプシン

立しており，汎用性と利便性に優れ，幅広い診療現場で簡便かつ安価，迅速に測定可能という特徴があります〔「血算」（pp.2966～2973）も参照〕.

### 1）総白血球数（white cell count：WCC）

1992年の全身性炎症反応症候群（systemic inflammatory response syndrome：SIRS）の定義では，WCC ＜4,000/μLあるいは≧13,000/μL，もしくは未熟好中球割合≧10％が用いられていました．しかしSIRSの定義を臨床で使用することはもはや少なくなりました.

感染症は全身性炎症反応の1要因に過ぎず，WCCの変化のみで感染症を診断することには根源的な無理があります．WCCは，骨髄からの動員に伴い増加することもあれば，組織への集積や消費，骨髄からの動員不足により低下することもあります．そのため，低値も高値もとりうるし，高→低あるいは低→高への移行過程で“正常値”をとりうるので，解釈が難しいのです.

WCCの感染症診断における感度や特異度はとても低く[1)]，複数の報告で共通して診断精度はコイントスレベルです．血中WCCの利用価値を見出すことは難しいでしょう.

**ここがピットフォール**

**血中WCCは，感染症の評価には用いなくてよい！**

**トピック：髄液中の白血球数**

**髄液中の白血球数は正常状態ではほぼゼロですが，髄膜炎時には出現するためカットオフ値300/μLで診断感度88％，特異度92％との報告があります[2)].**

### 2）極端な異常値・異常分画

白血球異常のなかでも好中球減少症およびそれに伴う発熱〔febrile neutropenia（発熱性好中球減少症：FN）〕は血液系悪性腫瘍に対する抗がん剤治療後に起こりやすく，菌血症のリスクが高いです．特に好中球＜100/μLでは感染性合併症により致死的転帰をとりえます.

白血球増多症は急性リンパ球性白血病や急性骨髄性白血病の診断につながります．白血球数10万/μLを超える場合には，血液粘度の上昇や腫瘍崩壊に伴う多臓器不全（tumor lysis syndrome）をきたす危険性があります．これらの疾患の診断には利用可能かもしれません.

リンパ球増加に伴う百日咳やウイルス感染症〔特にEBウイルスによる伝染性単核球症（異型リンパ球の増加）〕，リンパ球減少に伴うウイルスや細菌感染症，単球増加と梅毒/粟粒結核/マラリア，好酸球増加と寄生虫疾患なども関連が知られています.

好中球/リンパ球数比率（neutrophil lymphocyte ratio：NLR）の研究を統合したメタ解析で，カットオフ値を12にした場合菌血症診断に用いうる可能性がありますが[3)]，一般的ではありません.

### 3）未熟好中球

好中球のなかで炎症時に動員される未熟好中球である桿状核球割合（band %）は，カットオフ値8.5 %，10 %ないし20 %が用いられます．桿状核球より未熟な顆粒球（前骨髄球あるいは骨髄球）の数や割合を算出する報告も散見されますが，単施設の小規模研究にとどまり，検証が十分でありません[4]．

## 3 C反応性タンパク（CRP）

CRPは，インターロイキン（IL-6，IL-1）などのサイトカイン刺激により肝臓で合成されます．簡便性，汎用性，低コストなどの利点を有し，感染症の診断閾値として5～10 mg/dLが用いられます[5]．しかし，立ち上がり（6時間），ピーク到達（48～72時間）あるいは半減期（約20時間）などが遅く，感染以外の種々の炎症性疾患や手術/外傷などのストレスでも上昇し，ステロイドや免疫抑制薬使用患者，重症肝不全患者では上昇しないといった注意点があります．PCTとの比較研究でCRPの優位性を示す研究はありません．

成人の外来呼吸器疾患を対象とした5つのRCTのメタ解析で，CRP＜2 mg/dLを治療手控えの，≧10 mg/dLを開始の指標とした場合，抗菌薬使用のリスク差は−7 %で，抗菌薬削減効果を認めました[6]．また，グラム陰性桿菌の抗菌薬治療期間にCRPアルゴリズム（CRP値の75 %以上の低下と48時間以上の解熱をもって抗菌薬を中止）を取り入れると，治療期間中央値は7日間となり14日間の固定治療期間群と予後に差異はありませんでした[7]．しかし，抗菌薬治療の終了あるいはガイドとしての知見集積はPCTに比べ劣っています．

**ここがピットフォール**

**CRPの感染症に対する診断精度はPCTに劣ります．優れるのは簡便性と汎用性，低コストです（検査料：CRP＝19点，PCT＝292点）．利点と欠点を考慮してうまく使い分ける必要があります．**

## 4 プロカルシトニン（PCT）

PCTは，細菌・真菌感染時には，肝臓・腎臓・筋・脂肪細胞など実質臓器で産生され血中に放出されます．反応時間が早く（2～3時間），24時間程度でピークに達し，半減期は24時間程度です．ウイルス感染では増加が起こりにくいため，細菌感染とウイルス感染の鑑別に利用できるとされています．初期診断閾値としては1.0 μg/Lが用いられます．

細菌感染症の診断を目的とした評価で，PCTはCRPよりも診断能に優れています[8, 9]．術後や外傷患者など全身性炎症反応患者を対象とした感染症診断において，診断感度/特異度は0.77/0.79で，サマリーROCから評価した平均的なカットオフ値は1.1 μg/Lです[10]．

しかし，PCTは細菌感染症以外の侵襲的病態においても上昇しますし，局所感染症では

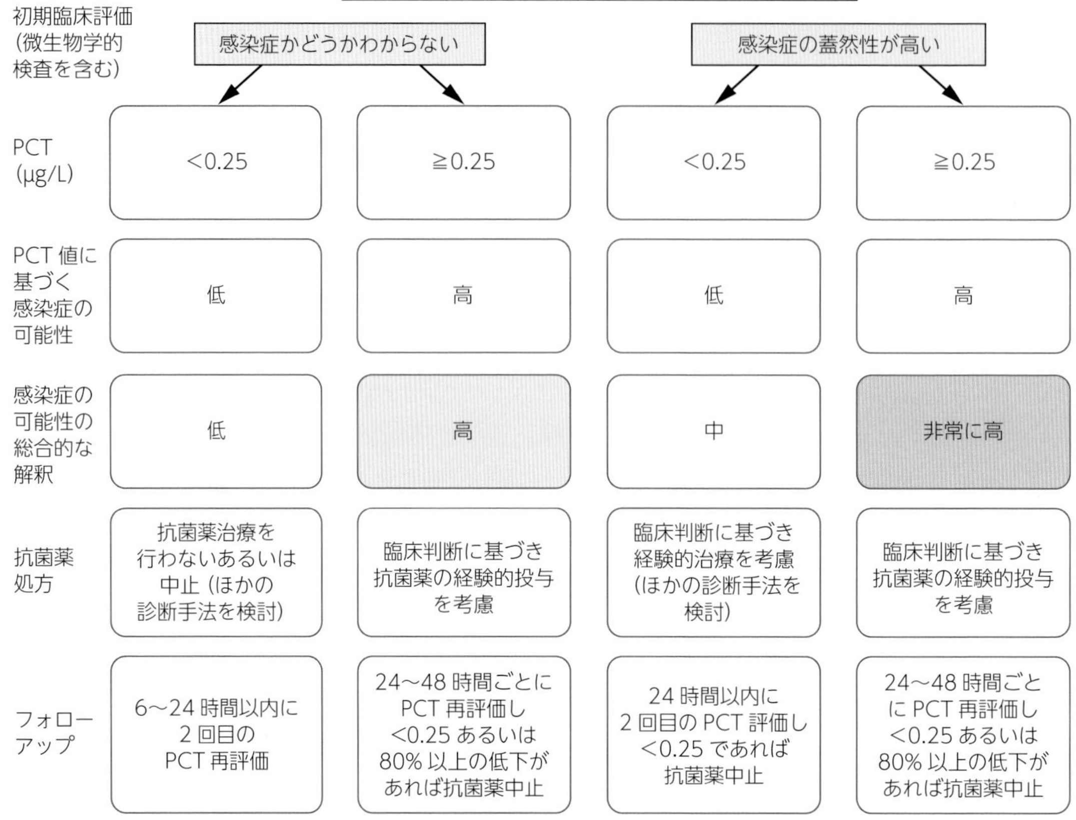


**図1 PCTによる抗菌薬治療アルゴリズム（外来軽症患者）**
文献16より引用．

上昇しにくいです．感染症診断のバイオマーカーとするには不十分です．2016年の米国感染症学会/胸部疾患学会による院内/人工呼吸器関連肺炎診療ガイドライン[11]や，2020年の日本版敗血症診療ガイドライン[12]でも，感染症の初期診断と抗菌薬開始判断に用いることは推奨されていません．

感染症の治療アルゴリズムにPCTを組み入れると，その測定値（開始前の絶対値および変化値）を指標に抗菌薬治療を開始あるいは終了することができます．ICUで細菌感染症を疑う重症患者においてPCTを連続測定し，絶対値＜0.25〜1.0 μg/L，変化値として65％〜90％以上の低下をもって抗菌薬治療を中止すれば，治療転帰を悪化させることなく抗菌薬使用日数を2〜3日短縮できます[13, 14]．一方，PCT（カットオフ値1.0 μg/L）を治療開始あるいは治療エスカレーションの指標とする試みは，患者生命予後を改善させず抗菌薬の使用日数を増やすので勧められません[15]．

PCTアルゴリズムを抗菌薬早期終了を目的とした治療ガイドに用いることは前述の診療ガイドラインでも弱く推奨されています．近年提唱されたPCTを用いた抗菌薬治療アルゴリズムを図1〜3に示しました[16]．外来軽症患者，入院中等症患者，入院重症患者に分け

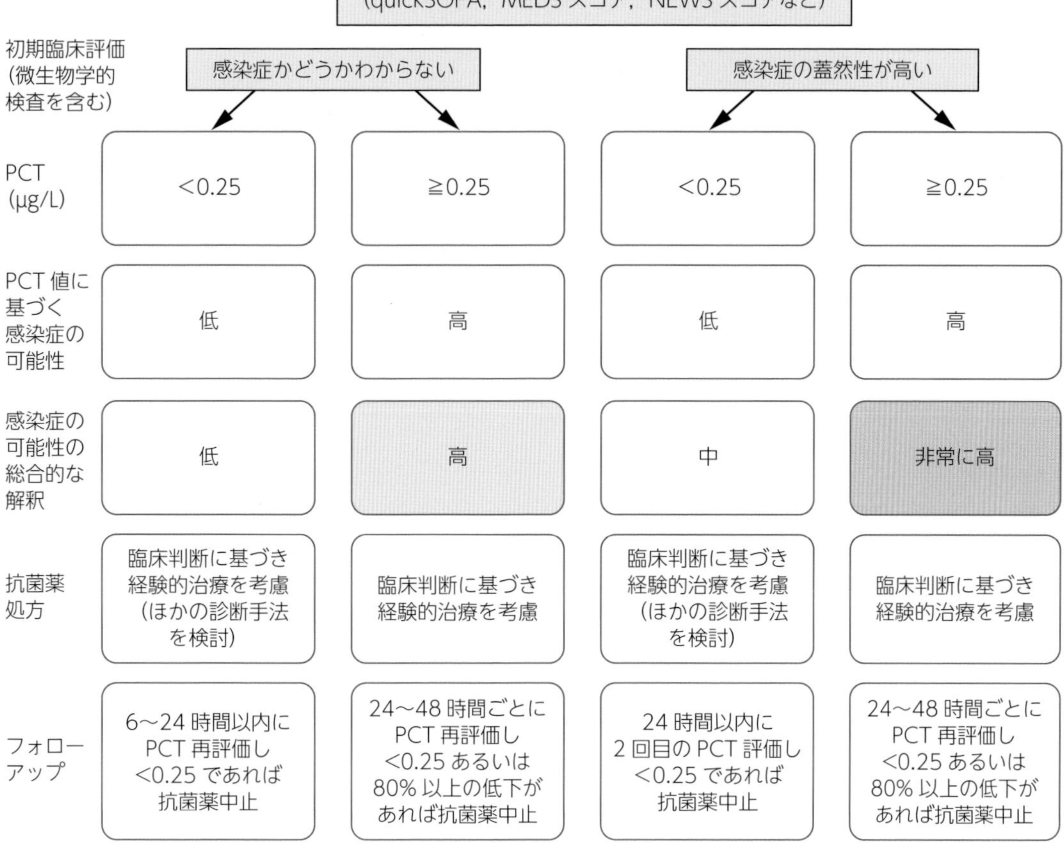
感染症の事前確率と重症度の評価
(quickSOFA，MEDS スコア，NEWS スコアなど)
初期臨床評価
(微生物学的
検査を含む)
感染症かどうかわからない
感染症の蓋然性が高い
PCT
(μg/L)
<0.25
≧0.25
<0.25
≧0.25
PCT 値に
基づく
感染症の
可能性
低
高
低
高
感染症の
可能性の
総合的な
解釈
低
高
中
非常に高
抗菌薬
処方
臨床判断に基づき
経験的治療を考慮
(ほかの診断手法
を検討)
臨床判断に基づき
経験的治療を考慮
臨床判断に基づき
経験的治療を考慮
(ほかの診断手法
を検討)
臨床判断に基づき
経験的治療を考慮
フォロー
アップ
6〜24 時間以内に
PCT 再評価し
<0.25 であれば
抗菌薬中止
24〜48 時間ごとに
PCT 再評価し
<0.25 あるいは
80% 以上の低下が
あれば抗菌薬中止
24 時間以内に
2 回目の PCT 評価し
<0.25 であれば
抗菌薬中止
24〜48 時間ごとに
PCT 再評価し
<0.25 あるいは
80% 以上の低下が
あれば抗菌薬中止

**図2 PCTによる抗菌薬治療アルゴリズム（入院中等症患者：ICU外）**
文献16より引用.

て，感染症の蓋然性とPCT値により抗菌薬の使用判断を行う指針です．ただし，このアルゴリズム自体の検証はなされていません．

## 5 プレセプシン (P-SEP)

プレセプシン（P-SEP）は，可溶性CD14サブタイプで，CD14がリポポリサッカライド結合タンパクとともにグラム陰性菌のリポポリサッカライドと複合体を形成した後，膜表面から離れ，血中に同定されます．全身性炎症反応患者における感染症診断に用いる閾値は500ないし600 ng/Lです．敗血症の診断精度をPCTと比較したプール解析では診断感度0.84，診断特異度0.73とPCTと同等で[17]，保険診療上はPCTとの同時測定はできないことから，あえて測定する意義は乏しいといえます．

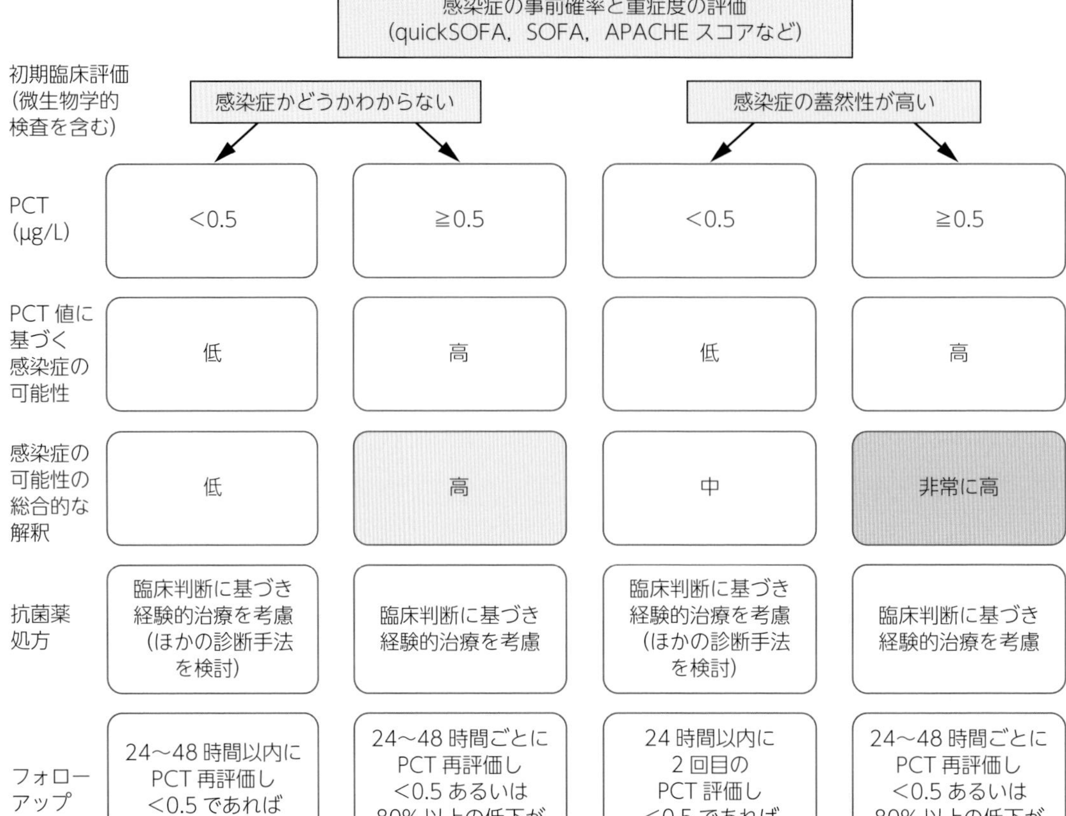


**図3 PCTによる抗菌薬治療アルゴリズム（入院重症患者：ICU）**
文献16より引用.

## 6 インターロイキン6 (IL-6)

IL-6は侵襲時の炎症/免疫など生体反応の制御に関与する主要なサイトカインの1つです．CRPやPCTの産生誘発因子で，侵襲早期より上昇し約2時間でピークに達することから，感染症時の使用が検討されています．しかし，感染症診断のプール解析での感度0.73，特異度0.76，診断オッズ比2.31との報告もあり[18]，ほかの指標より明らかに優れるわけでもなさそうです．重症度や予後予測における検証も2019コロナウイルス病（COVID-19）などで行われていますが[19]，まだ十分ではありません．日本でも検査室ベースで使える測定試薬が利用可能になるようですが，コストや労力も考慮すれば現時点でその使用を勧める理由は乏しいです．

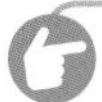

**トピック：IL-6阻害薬**

IL-6受容体に対する特異的抗体としてトシリズマブ（アクテムラ®）があります．適応症は関節リウマチやCastleman病等です．COVID-19においても適用が考慮されているようですが，感染病態における使用知見は少なく，現時点で効果は明らかにはなっていません．

## 7 (1→3) β-D-グルカン

β-D-グルカンは真菌の細胞壁を構成する多糖成分です．深在性真菌症時に血中で同定されます．β-D-グルカンは偽陽性の多い検査法で陰性予測率は高いため[20]，深在性真菌症の事前確率の高い患者群を選択して測定し，その迅速性を利用して初期治療において抗真菌薬を使用しないために利用するのがよいでしょう．事前確率の低い患者さんでの測定，あるいは危険因子を評価せずにスクリーニング的に測定して陽性例を治療対象とする手法は，抗真菌薬の過剰使用につながる危険性があります．

## まとめ

炎症反応バイオマーカーを臨床現場で活用することは難しく，過度に依存しないほうがよさそうです．特に診断に用いることは難しいです．PCTを治療アルゴリズムに組み込むことで，抗菌薬早期終了が促進できるかもしれませんが，あくまで総合的な判断における1つの補助手段として捉えるのがよいでしょう．

### 引用文献


1）Póvoa P, et al：C-reactive protein as a marker of infection in critically ill patients. Clin Microbiol Infect, 11：101-108, 2005（PMID：15679483）

2）Linder A, et al：Heparin-binding protein：a diagnostic marker of acute bacterial meningitis. Crit Care Med, 39：812-817, 2011（PMID：21200320）

3）Russell CD, et al：The utility of peripheral blood leucocyte ratios as biomarkers in infectious diseases：A systematic review and meta-analysis. J Infect, 78：339-348, 2019（PMID：30802469）

4）Mare TA, et al：The diagnostic and prognostic significance of monitoring blood levels of immature neutrophils in patients with systemic inflammation. Crit Care, 19：57, 2015（PMID：25887201）

5）Ho KM & Lipman J：An update on C-reactive protein for intensivists. Anaesth Intensive Care, 37：234-241, 2009（PMID：19400486）

6）Petel D, et al：Use of C-reactive protein to tailor antibiotic use：a systematic review and meta-analysis. BMJ Open, 8：e022133, 2018（PMID：30580258）

7）von Dach E, et al：Effect of C-Reactive Protein-Guided Antibiotic Treatment Duration, 7-Day Treatment, or 14-Day Treatment on 30-Day Clinical Failure Rate in Patients With Uncomplicated Gram-Negative Bacteremia：A Randomized Clinical Trial. JAMA, 323：2160-2169, 2020（PMID：32484534）

8）Simon L, et al：Serum procalcitonin and C-reactive protein levels as markers of bacterial infection：a systematic review and meta-analysis. Clin Infect Dis, 39：206-217, 2004（PMID：15307030）

9）Uzzan B, et al：Procalcitonin as a diagnostic test for sepsis in critically ill adults and after surgery or trauma：a systematic review and meta-analysis. Crit Care Med, 34：1996-2003, 2006（PMID：16715031）

10）Wacker C, et al：Procalcitonin as a diagnostic marker for sepsis：a systematic review and meta-analysis. Lancet Infect Dis, 13：426-435, 2013（PMID：23375419）

11）Kalil AC, et al：Management of Adults With Hospital-acquired and Ventilator-associated Pneumonia：2016 Clinical Practice Guidelines by the Infectious Diseases Society of America and the American Thoracic Society. Clin Infect Dis, 63：e61-e111, 2016（PMID：27418577）

12）日本集中治療医学会・日本救急医学会：日本版敗血症診療ガイドライン2020. 2020 https://www.jsicm.org/news/news200930.html

13）Soni NJ, et al：Procalcitonin-guided antibiotic therapy：a systematic review and meta-analysis. J Hosp Med, 8：530-540, 2013（PMID：23955852）

14）Matthaiou DK, et al：An ESICM systematic review and meta-analysis of procalcitonin-guided antibiotic therapy algorithms in adult critically ill patients. Intensive Care Med, 38：940-949, 2012（PMID：22538461）

15）Jensen JU, et al：Procalcitonin-guided interventions against infections to increase early appropriate antibiotics and improve survival in the intensive care unit：a randomized trial. Crit Care Med, 39：2048-2058, 2011（PMID：21572328）

16）Schuetz P, et al：Procalcitonin（PCT）-guided antibiotic stewardship：an international experts consensus on optimized clinical use. Clin Chem Lab Med, 57：1308-1318, 2019（PMID：30721141）

17）Kondo Y, et al：Diagnostic value of procalcitonin and presepsin for sepsis in critically ill adult patients：a systematic review and meta-analysis. J Intensive Care, 7：22, 2019（PMID：31016020）

18）Iwase S, et al：Interleukin-6 as a diagnostic marker for infection in critically ill patients：A systematic review and meta-analysis. Am J Emerg Med, 37：260-265, 2019（PMID：29887194）

19）Mojtabavi H, et al：Interleukin-6 and severe COVID-19：a systematic review and meta-analysis. Eur Cytokine Netw, 31：44-49, 2020（PMID：32933891）

20）Odabasi Z, et al：Beta-D-glucan as a diagnostic adjunct for invasive fungal infections：validation, cutoff development, and performance in patients with acute myelogenous leukemia and myelodysplastic syndrome. Clin Infect Dis, 39：199-205, 2004（PMID：15307029）

Profile

**志馬伸朗**（Nobuaki Shime）

広島大学大学院 医系科学研究科 救急集中治療医学
詳細はp.2965参照.

# 循環器領域の検査

村田哲平

① 心不全はBNP・NT-proBNPのみではなく，症状，身体所見，胸部X線などから総合的に判断する
② BNP・NT-proBNPは心不全の除外診断に用いる
③ 急性心筋梗塞の診断で用いる心筋バイオマーカーはトロポニン（特に高感度トロポニン）が推奨されている
④ 心筋バイオマーカーは，必要に応じて時間をあけて再検査する

## はじめに

バイオマーカーとは，疾患の診断や病態を反映する，客観的に評価できる項目・物質をさします．循環器領域の日常臨床でよく用いるバイオマーカーには,「心負荷」を反映する心不全バイオマーカー（BNP，NT-proBNP),「心筋障害」を反映する心筋バイオマーカー（トロポニン，H-FABP，CK-MB，LDH）などがあります．これらは，結果が数字で判明するので客観的に評価ができ，うまく活用すれば強い味方になります．評価を適切に行うために必要な知識とちょっとしたポイントがありますので，一緒に学んでいきましょう．

## 1 心不全バイオマーカー：BNP，NT-proBNP

### 1）検査の意義，診断・治療における重要性

心筋細胞から産生されたBNP前駆体が切断され，BNPとNT-pro BNPに分かれ血中に分泌されます．これらは，主に心室で合成され左室拡張末期圧とよく相関し,「心負荷」の評価に用いられます．

### ❶ BNPとNT-proBNPの違い

BNP（brain natriuretic peptide：脳性ナトリウム利尿ペプチド）は血管拡張作用やナトリウム利尿作用，レニン-アンジオテンシン系抑制作用などの生理活性をもちます．採血法は血漿のみで，採血してから6時間以内に血漿分離を行う必要があります．

NT-pro BNP（脳性ナトリウム利尿ペプチド前駆体N端フラグメント）に生理活性はありませんが，血清，血漿どちらでも測定可能で検体の安定性がよく，血清は冷蔵で3日間保存できるため，診療所で用いられることが多いです．デメリットは，BNPよりも腎機能や加齢の影響を受けやすい点です．

### ❷ 心不全の診断

急性の呼吸困難で救急外来を受診した患者では，臨床所見とBNPを組み合わせた方が心不全を最も正確に診断できることが報告されています[1)]．心不全の診断は症状，身体所見，胸部X線などの所見とBNP/NT-proBNPを組み合わせて総合的に行います．また，BNP/NT-proBNPは心不全の診断だけでなく，重症度評価，予後予測でも有用です（Class Ⅰ）[2)]．

### ❸ BNP-guided therapy

BNP/NT-proBNPは心不全の改善に伴い低下することから，BNP/NT-proBNPの値を目標に治療を行うBNP-guided therapyは一定の有用性があります[3)]．しかし，さまざまな因子の影響を受けるため一律の目標値の設定は難しく，患者ごとの変動の推移を重要視すべきです．

## 2）検査結果の解釈のしかた

心不全の診断精度を**表1**に示します．BNP/NT-proBNPは感度が高い検査で，BNPが100 ng/L以下もしくはNT-proBNPが300 ng/L以下のときは，心不全をほぼ除外できます．

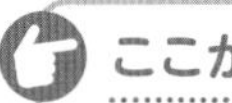
ここがポイント

**BNP/NT-proBNPは除外診断に有用！**

ただし，BNP/NT-proBNPはさまざまな因子に影響を受けます（**表2**）．

**表1** BNPとNT-proBNPによる心不全の診断精度

| | 感度 | 特異度 | 陽性的中率 | 陰性的中率 |
|---|---|---|---|---|
| BNP ≦ 100 ng/L | 95％ | 63％ | 67％ | 94％ |
| NT-proBNP ≦ 300 ng/L | 99％ | 43％ | 64％ | 98％ |

文献4より作成．

**表2** BNPとNT-proBNPに影響を与える因子

| | |
|---|---|
| 上昇する因子（高めに出る） | 腎機能低下，加齢，敗血症，心房細動，エンレスト®錠内服（BNPのみ） |
| 低下する因子（低めに出る） | 肥満，心タンポナーデ，収縮性心膜炎，僧帽弁狭窄症 |

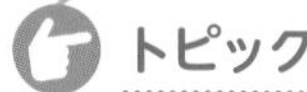

**トピック**

2020年8月に発売された，慢性心不全に対するネプリライシン阻害薬とアンジオテンシンⅡ受容体拮抗薬（ARB）の合剤である「エンレスト®錠」は，ナトリウムペプチドファミリー（BNPなど）の分解酵素であるネプリライシンを阻害することで，血中のBNPを上昇させます．このため，「エンレスト®錠」内服中はNTpro-BNPにて評価を行います．

**ここがピットフォール**

検査結果に影響を与える因子に注意！

### 3）検査結果から考えられる適切な薬・治療

BNP/NT-proBNPと臨床所見をふまえて心不全と診断できたら，Nohria-Stevenson分類で病態を確認し，以下の治療を検討します．

- wet（うっ血所見）あり：フロセミド（ラシックス®）1回20 mg 1日1回静注
- wet＋血圧上昇：硝酸イソソルビド（ニトロール®）2 mg静注後，2 mg/時で持続静注開始し，適宜血圧によって増減
- cold（低灌流所見）あり：ドブタミン（ドブポン®）2 γから開始

## 2 心筋バイオマーカー：トロポニン，H-FABP，CK-MB，LDH

### 1）検査の意義，診断・治療における重要性

#### ❶ トロポニンI/T

心筋トロポニンは心筋収縮調整タンパクの1つで，3つのサブユニットが存在し，そのうちのトロポニンIとTは心筋特異性が高く，微小心筋障害の診断に有用です．急性心筋梗塞発症4時間以内の検出力が弱いのがネックでしたが，近年高感度トロポニンI/Tの定量評価が可能となり，超急性期（2～4時間）の急性心筋梗塞の感度が上がり診断能が改善しました．その一方，偽陽性が増加し心不全，心筋炎，肺血栓塞栓症，敗血症，腎不全などでも上昇するため鑑別を要します．

#### ❷ H-FABP

H-FABP（heart-type fatty acid-binding protein：心臓由来脂肪酸結合タンパク）は心筋細胞の細胞質に豊富に存在する低分子タンパクで，測定キット（ラピチェック®）が市販されており，特徴は血液の滴下のみで検査が行える簡便性と15分で結果がわかる迅速性です．心筋が障害を受けて1時間後から血中に出現し，発症2～4時間の超急性期の急性心筋梗塞の除外診断に有用です．しかし，特異度が低く運動などの筋障害，腎機能低下例では偽陽性になるため注意が必要です．

### ❸ CK-MB

CK（クレアチンキナーゼ）は筋肉中に存在する酵素で，3種類のアイソザイムがあります．CK-MBは心筋に由来しますが，骨格筋中にも少量存在するため，心筋特異性はトロポニンより劣ります．CK-MBがCKの10％以上を占める場合には，心筋梗塞が疑われます．血中CKの最高値は心筋壊死量を反映し，早期再灌流療法施行例ではピーク到達時間が早くなり最高値も高くなります．発症後3～8時間で上昇し，12～24時間でピークに達し，3～6日後に正常化します．

### ❹ LDH

LDH（lactate dehydrogenase：乳酸脱水素酵素）は体内組織のすべての細胞に存在し，5種類のアイソザイムがあります．LDH1，2型は心臓，腎臓，赤血球由来ですが，心筋特異性は低く単独では心筋梗塞の診断には用いられません．半減期が2～3日間と長いため，ほかのバイオマーカーとの組み合わせにより，発症から時間が経過した亜急性心筋梗塞の推定に役立ちます．

### ❺ 急性心筋梗塞の診断

急性心筋梗塞の診断は，以前はMONICA criteria（CK/CK-MBが正常上限の2倍以上）を用いていましたが，心筋トロポニンの登場により2000年にUniversal Definitionが提唱されました．現在は第4版[5]に至り，心筋トロポニン値が99％上限参考値※以上の上昇または下降を少なくとも1回以上認めることが必要条件となりました．

（※99％上限参考値は，測定キットにより基準が異なっており，自施設もしくはメーカーに確認してください）

### ❻ GRACEスコア[6]

GRACEスコアは急性冠症候群の予後診断のためのリスクスコアで，① 年齢，② 心拍数，③ 収縮期血圧，④ 初期血清クリアチニン，⑤ Killip分類，⑥ 心停止による入院，⑦ 心筋バイオマーカーの上昇，⑧ ST部分の偏位の8つの危険因子から算出します．GRACEスコアが高値なほど予測される死亡率は上昇します．

## 2）検査結果の解釈のしかた

急性の胸痛を診た場合，図を参考に検査結果の解釈を進めましょう．高感度トロポニンが測定できる場合は，0h/1hアルゴリズムも有用です（**表3**）．

**ここがピットフォール**

高感度トロポニンに関連する研究の多くでは透析患者は除外されています．

## 3）検査結果から考えられる適切な薬・治療

図，表3を参考に下記の治療を検討します．

・STEMI→緊急でprimary PCI
・NSTEMI→症状，心電図，トロポニン，GRACEスコア[8]などからリスク分類を行い，リスクに応じて侵襲的治療戦略を検討

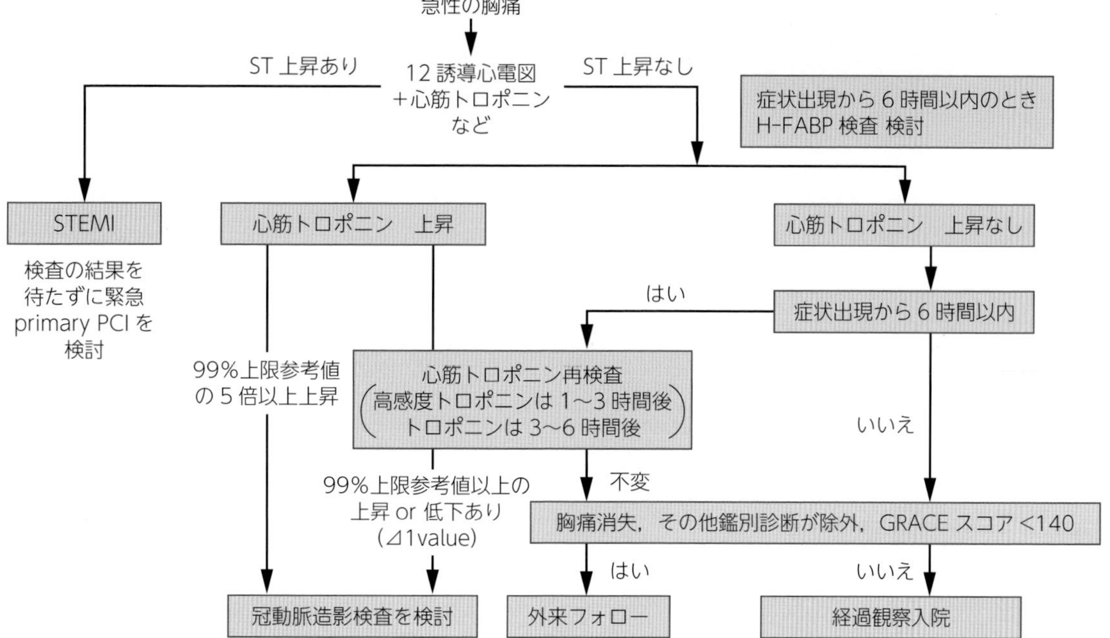


**図 胸痛の診療アルゴリズム**
文献6～8を参考に作成.
STEMI：ST-elevation myocardial infarction（ST上昇型心筋梗塞），primary PCI：percutaneous coronary intervention（直接的経皮的冠動脈インターベンション）

⊿1valueについての補足：99％上限参考値は施設，試薬によって決まるため，値は一定のものではない．⊿は変化量を表し，例えば99％上限参考値が18の場合，⊿1valueは18となる．検査値が最初17で再測定後が22の場合は，変化量が5となり，⊿1valueの18を下回っているため変化なしと考える．一方，最初の値が3で再測定後の値が22の場合は，変化量が19で⊿1valueを上回っているため変化ありと考える．

**表3 NSTEMIを疑った場合の高感度トロポニンによる判断基準（0h/1hアルゴリズム）**

| | Rule-out | 経過観察 | Rule-in |
|---|---|---|---|
| エクルーシス®<br>高感度トロポニンT<br>（ロシュ・ダイアグノスティックス社） | 0時間：＜5 ng/L＊<br>もしくは<br>0時間：＜12 ng/L かつ<br>1時間以降変化量：＜3 ng/L | その他 | 0時間：≧52 ng/L<br>もしくは<br>1時間以降変化量：≧5 ng/L |
| アーキテクト®<br>高感度トロポニンI<br>（アボット社） | 0時間：＜2 ng/L＊<br>もしくは<br>0時間：＜5 ng/L かつ<br>1時間以降変化量：＜2 ng/L | | 0時間：≧52 ng/L<br>もしくは<br>1時間以降変化量：≧6 ng/L |

＊1回の測定で「Rule-out」できるのは胸痛発症後3時間以上経過している症例のみ.
NSTEMI：non-ST elevation myocardial infarction（非ST上昇型心筋梗塞）
文献7を参考に作成.

## おわりに

循環器系の検査は最近の変化が早い領域ですが，今日学んだことを次の診察のときに早速活かしてください．そして，学んだ知識を誰かに教えることでより知識を深めましょう．

### 引用文献


1）Maisel AS, et al：Rapid measurement of B-type natriuretic peptide in the emergency diagnosis of heart failure. N Engl J Med, 347：161-167, 2002（PMID：12124404）
↑救急外来での心不全診断におけるBNPの意義．

2）日本循環器学会，他：急性・慢性心不全診療ガイドライン（2017年改訂版）．2018
https://www.j-circ.or.jp/cms/wp-content/uploads/2017/06/JCS2017_tsutsui_h.pdf

3）Felker GM, et al：Biomarker-guided therapy in chronic heart failure：a meta-analysis of randomized controlled trials. Am Heart J, 158：422-430, 2009（PMID：19699866）
↑BNP-guided therapyのメタ解析．

4）Roberts E, et al：The diagnostic accuracy of the natriuretic peptides in heart failure：systematic review and diagnostic meta-analysis in the acute care setting. BMJ, 350：h910, 2015（PMID：25740799）
↑BNP/NT-proBNPの診断精度の検討．

5）Thygesen K, et al：Fourth Universal Definition of Myocardial Infarction（2018）．Circulation, 138：e618-e651, 2018. Erratum in：Circulation, 138：e652, 2018（PMID：30571511）
↑心筋梗塞のUniversal Definition第4版．

6）Fox KA, et al：Prediction of risk of death and myocardial infarction in the six months after presentation with acute coronary syndrome：prospective multinational observational study（GRACE）．BMJ, 333：1091, 2006（PMID：17032691）
↑GRACEスコアの前向き研究．

7）Roffi M, et al：2015 ESC Guidelines for the management of acute coronary syndromes in patients presenting without persistent ST-segment elevation：Task Force for the Management of Acute Coronary Syndromes in Patients Presenting without Persistent ST-Segment Elevation of the European Society of Cardiology（ESC）．Eur Heart J, 33：267-315, 2016（PMID：26320110）

8）日本循環器学会，他：急性冠症候群ガイドライン（2018年改訂版）．2019
https://www.j-circ.or.jp/cms/wp-content/uploads/2020/02/JCS2018_kimura.pdf


### 参考文献・もっと学びたい人のために


1）日本循環器学会：循環器病ガイドラインシリーズ．
https://www.j-circ.or.jp/guideline/guideline-series/
↑日本循環器学会のガイドラインは充実しており，HP上で誰でも見られるのでお勧めです．



Profile

村田哲平（Teppei Murata）

東京都健康長寿医療センター 循環器内科


東京都健康長寿医療センターでは，PCIからTAVI，Impella，ECMOなど幅広い診療を行っており，積極的に循環器診療に取り組んでいます．高齢診療のみでなく，多くの急性期治療の経験を積むことができ，後期研修医も毎年募集しています．興味を持たれた先生がいらっしゃいましたら，ぜひ一度見学にいらしてください．

# 呼吸器領域の検査

島谷竜俊

①血液ガス分析は救急/ICU診療において，患者さんの状態を迅速に把握できる重要な検査である

②急性呼吸不全患者の原因検索において，BAL検査は有用な情報を与えてくれる

## はじめに

呼吸不全の患者さんを診察する際に重要となるのが血液ガス検査です．ここではその解釈のしかたを説明します．また，ICUで管理するような急性呼吸不全の原因検索に有用である気管支肺胞洗浄（broncho alveolar lavage：BAL）について紹介します．

## 1 血液ガス分析

### 1）検査の意義，診断，治療における重要性

検査時間は数分と迅速に施行でき，呼吸困難を呈する患者さん，$SpO_2$が低下し低酸素血症が疑われる患者さん，頻呼吸を呈する患者さんの病因の鑑別，治療介入の判断においてとても重要な検査となります．

### 2）検査結果の解釈のしかた[1, 2]

#### ❶ 酸素化の評価

$PaO_2$（動脈血酸素分圧）の絶対値のみで正確に呼吸不全を評価することはできません．$PaO_2$ = 90 Torrでも，それが室内気なのか，リザーバーマスク10 L/分投与下なのかで意味合いが全然違います．

酸素化能の指標はいくつか存在しますが，計算が簡便な$PaO_2/F_IO_2$比（P/F比）をお勧めします．$F_IO_2$（吸入酸素濃度）については表1を参照してください．

P/F比：$PaO_2/F_IO_2$（正常値 300～500）

$A-aDO_2$（肺胞気－動脈血酸素分圧較差）も有用な指標ですが，年齢によって正常値が変化するため解釈に注意が必要です[3, 4]．

$A-aDO_2$（海抜0 m，体温37℃と仮定）
＝$F_IO_2$×（大気圧－水蒸気圧）－（$PaCO_2$/呼吸商）－$PaO_2$
＝$F_IO_2$×713－（$PaCO_2$/0.8）－$PaO_2$
〔正常値　2.5＋（0.21×年齢）Torr〕

## ❷ 血液ガス分析

### ① 用語の説明

血液ガスの適切な解釈のために，用語の定義を押さえておきましょう．

Acidemia（アシデミア）：血液pHが酸性に傾いている（<7.40）
Alkalemia（アルカレミア）：血液pHがアルカリ性に傾いている（>7.40）
Acidosis（アシドーシス）：血液pHを酸性に動かす病態があるということ
Alkalosis（アルカローシス）：血液pHをアルカリ性に動かす病態があるということ

**表1 酸素流量と$F_IO_2$の関係**

| 鼻カニュラ | | 酸素マスク | | リザーバー付き酸素マスク | |
|---|---|---|---|---|---|
| 酸素流量（L/分） | $F_IO_2$の目安（%） | 酸素流量（L/分） | $F_IO_2$の目安（%） | 酸素流量（L/分） | $F_IO_2$の目安（%） |
| 1 | 24 | | | | |
| 2 | 28 | | | | |
| 3 | 32 | | | | |
| 4 | 36 | | | | |
| | | 5～6 | 40 | | |
| | | 6～7 | 50 | 6 | 60 |
| | | 7～8 | 60 | 7 | 70 |
| | | | | 8 | 80 |
| | | | | 9 | 90 |
| | | | | 10 | 90～ |

### ② 覚えるべき基準値・公式たち

これらの数値を覚えたうえで次の「解析ステップ」へ進みましょう.

**基準値**
pH 7.40
$PaCO_2$ 40 Torr
$HCO_3^-$ 24 mEq/L
Anion Gap（AG）12 mEq/L

**公式**
Anion Gap（AG）$= Na - Cl - HCO_3^-$
$\Delta AG = AG - 12$
補正$HCO_3^- = HCO_3^- + \Delta AG$

### ③ 解析ステップ

**1. pHをみてアシデミアかアルカレミアか判断する**

**2. 呼吸性，代謝性の鑑別**

**ⓐ アシデミアのとき**
・$PaCO_2 > 40$ Torrであれば呼吸性アシドーシス
・$HCO_3^- < 24$ mEq/Lであれば代謝性アシドーシス

**ⓑ アルカレミアのとき**
・$PaCO_2 < 40$ Torrであれば呼吸性アルカローシス
・$HCO_3^- > 24$ mEq/Lであれば代謝性アルカローシス

**3. AGを計算**

AG > 12 mEq/LであればAG上昇性代謝性アシドーシス
＊低アルブミン血症がある場合，アルブミンは測定されない陰イオンとしてAGに影響するため補正$AG = AG + 2.5 \times (4 - Alb)$を用います.

**4. AGが上昇している場合，補正$HCO_3^-$を計算する**

AG上昇性代謝性アシドーシスにAG正常代謝性アシドーシスや代謝性アルカローシスが合併している可能性を判断します.
・補正$HCO_3^- < 24$であればAG正常代謝性アシドーシスの合併あり
・補正$HCO_3^- > 24$であれば代謝性アルカローシスの合併あり
・補正$HCO_3^- = 24$であれば合併なし（AG上昇性代謝性アシドーシスのみ）

**5. 代償式（表2）を用いて代償が予測範囲内か確認する**

予測範囲内になければ，ほかの酸塩基平衡障害が合併している可能性があります.

代償範囲が予想範囲内かどうかを簡便に判定する方法としてマジックナンバー“15”という考え方があります[5)]. これは$HCO_3^-$に15を足した値が予想$PaCO_2$になるというものです. ただし代謝性アシドーシス，代謝性アルカローシスにしか使用できません.

**6. それぞれの原因を鑑別する（表3）**

**表2** 代償性変化

| pH変化の主要因 | 代償式 |
|---|---|
| 代謝性アシドーシス | 予測 $PaCO_2$ = 1.5 ×実測 $HCO_3^-$ + 8<br>or<br>予測 $PaCO_2$ = pHの小数点以下2桁× 100 |
| 代謝性アルカローシス | 予測 $PaCO_2$ = 0.6 ×実測 $HCO_3^-$ + 26<br>or<br>予測 $PaCO_2$ =実測 $HCO_3^-$ + 15 |
| 呼吸性アシドーシス | [急性経過]<br>予測 $HCO_3^-$ = 0.1 ×実測 $PaCO_2$ + 20<br>[慢性経過]<br>予測 $HCO_3^-$ = 0.4 ×実測 $PaCO_2$ + 8 |
| 呼吸性アルカローシス | [急性経過]<br>予測 $HCO_3^-$ = 0.2 ×実測 $PaCO_2$ + 16<br>[慢性経過]<br>予測 $HCO_3^-$ = 0.5 ×実測 $PaCO_2$ + 4 |

文献2より引用.

**表3** 酸塩基平衡異常の主な原因

| 酸塩基平衡の異常 | | 原因 |
|---|---|---|
| AG上昇性代謝性アシドーシス | | 乳酸アシドーシス，ケトアシドーシス（糖尿病性，アルコール性，飢餓），腎不全，中毒（サリチル酸，メタノール，エチレングリコール，パラアルデヒドなど） |
| AG正常代謝性アシドーシス | 低カリウム血症を合併するもの | 下痢，尿細管性アシドーシス（Ⅰ型/Ⅱ型），アセタゾラミド，アムホテリシンB，尿路変向術後，膵液瘻，胆汁瘻 |
| | 高カリウム血症を合併するもの | 尿細管性アシドーシス（Ⅳ型），$Cl^-$の大量投与（Kの値はさまざま），副腎不全，腎不全の初期，薬剤（スピロノラクトン，ST合剤，ACE阻害薬，ARB，NSAIDsなど），その他の腎疾患（尿細管障害など） |
| 代謝性アルカローシス | | 嘔吐，胃液の喪失，利尿薬，有効循環血漿量の低下，鉱質コルチコイド過剰（アルドステロン症など），低カリウム血症，低マグネシウム血症，高カルシウム血症，アルカリの投与（炭酸水素ナトリウム，大量輸血など） |
| 呼吸性アシドーシス | | 意識障害（中枢神経疾患，薬剤など），気道閉塞，呼吸器疲労，神経筋疾患に伴う筋力低下，慢性閉塞性肺疾患（COPD），拘束性換気障害〔胸郭の外傷，骨格異常，胸水貯留，急性呼吸促迫症候群（ARDS）〕，高度な肥満 |
| 呼吸性アルカローシス | | 不安，疼痛，発熱，低酸素血症，サリチル酸中毒，肝不全，甲状腺機能亢進症，妊娠 |

**表4 気管挿管と陽圧換気補助の適応**

| | |
|---|---|
| 気管挿管の適応 | 気道の保護<br>・上気道閉塞（アナフィラキシー，喉頭蓋炎，異物など）<br>・喀痰排出不良<br>・意識障害（極度の舌根沈下）など |
| 陽圧換気補助の適応 | 酸素化の改善<br>換気（$CO_2$ 排泄）の改善<br>呼吸仕事量の補助 |

文献6を参考に作成.

## 3) 検査結果から考えられる適切な薬・治療

気管挿管や陽圧換気補助が必要な状態かどうかを判断します（表4）.

注意点として，血液ガスで$PaCO_2$の貯留がない場合でも，実はアシドーシスを代償するために頻呼吸で何とか酸塩基平衡を保っている状態ということがあります．この場合，呼吸努力の増大により酸素需要が高まってしまい需給バランスの崩れを悪化させるため，陽圧換気補助を行い患者さんの呼吸努力を軽減してあげる必要があります.

**ここがピットフォール**

気管挿管の適応と陽圧換気補助の適応は同じではないことに注意が必要です[6]（表4）.

**ここがポイント：静脈血液ガスも使えるのか？**

静脈血液ガスは動脈血液ガスの代替法として使用されています．静脈血液ガスは動脈血液ガスと比較し，pHは0.03低く（95％信頼区間：0.027〜0.039），$CO_2$は4.8 Torr高く（95％信頼区間：3.7〜6.0 Torr），$HCO_3^-$は1.03 mEq/L高い（95％信頼区間：1.50〜0.56）といわれています[7〜9]．乳酸値は，異常値の場合動脈血液ガスと静脈血液ガス間で一致性は低いですが，静脈血液ガスが正常値であれば，動脈血液ガスもおそらく正常値といえます.

**ここがポイント：メイロン®は投与すべきか？**

アシデミアに対するメイロン®（炭酸水素ナトリウム）の投与については議論があるところです．アシデミアは心収縮力低下，末梢血管拡張，昇圧薬への反応性低下をもたらしますが，pH 7.1〜7.2までは交感神経系が賦活化され代償されるといわれています[10]．また炭酸水素ナトリウム投与の副作用としてparadoxical intracellular acidosis（$HCO_3^-$から分解された$CO_2$が体内に蓄積し，かえって細胞内アシドーシスや細胞障害を助長すること），ナトリウム負荷や過剰輸液につながる可能性があります．これらを踏まえると，重度のアシデミア（pH＜7.1）による循環不全に対して投与を検討する程度かもしれません.

## 2 気管支肺胞洗浄（BAL）

### 1）検査の意義，診断，治療における重要性

BALは気管支鏡を用いて肺の一部に生理食塩水を注入・回収することにより，末梢気道に存在する細胞・タンパクなどを解析する検査です．

特に，ICUで治療が行われることが多い急性呼吸不全をきたすさまざまな病態〔急性呼吸促迫症候群（acute respiratory distress syndrome：ARDS），呼吸器感染症（細菌，ウイルスなど），肺胞出血，間質性肺炎，好酸球性肺炎，悪性疾患，心原性肺水腫など〕の鑑別に有用です．

詳細な手順は他書に譲りますが[11]，検査結果に影響を与えうる特に注意すべきポイントは以下の通りです．

① 気管～標的区域気管支を1％リドカイン（キシロカイン®）で局所麻酔する場合，リドカイン中毒や，リドカイン混入による検査精度の低下を防ぐため，余分なリドカインは十分に吸引します．

② 標的区域気管支はCT検査などで病変が強い部分を選びます．びまん性病変の場合，右中葉（B4）や舌区（B5）がよく選ばれますが，特に右中葉は仰臥位で解剖学的に液体が貯留しやすいため回収率がよくなります．

③ 回収の際は，冷蔵した生理食塩水は気道攣縮のリスクとなるため室温にしたものを使用します．

④ 末梢気管支が虚脱しないようにゆっくりと注射器から吸引します．このとき，気管支鏡の吸引ボタンは使用しません．過度な吸引圧は気道粘膜を損傷し，血液混入につながるからです．

⑤ 採取した検体は，細胞の損傷を防ぐためにすみやかに氷冷します．検査項目は必要に応じて一般細菌・嫌気性菌培養，抗酸菌塗抹・培養・PCR，細胞診（悪性細胞，ヘモジデリン貪食マクロファージ，ニューモシスチス，サイトメガロウイルス），生化学（腫瘍マーカーなど），各種PCR（ウイルスPCR，レジオネラ遺伝子増幅法など）を提出します．

⑥ 回収率は30％以上が望ましいです．5％以下の場合は検査中止，もしくは別の区域気管支で再検査を検討します．

**ここがポイント**

人工呼吸器関連肺炎の診断において，気管支鏡を用いずにBALが行える器具BAL-cath®によるmini BALも報告されています．

### 2）検査結果の解釈のしかた，検査結果から考えられる適切な薬・治療

表5[12]を参考に鑑別診断を行い，各疾患に応じた治療法を選択します．

**表5 BAL所見と鑑別疾患**[12)]

| 鑑別疾患 | | BAL所見 | 補足 |
|---|---|---|---|
| 急性呼吸促迫症候群（ARDS）<br>びまん性肺胞傷害（DAD） | | 好中球著増（＞50％）<br>赤血球 | BAL回収液中の赤血球が回収ごとに漸増<br>感染・悪性疾患の除外が必要 |
| 呼吸器感染症 | 細菌性 | 好中球著増（＞50％） | BAL回収液のグラム染色・培養などで病原体を検出 |
| | ウイルス性 | リンパ球著増 | BAL回収液のグラム染色・培養などで病原体を検出 |
| | 真菌 | 好酸球増加～著増<br>好中球増加 | BAL回収液のグラム染色・培養などで病原体を検出 |
| | 寄生虫，<br>ニューモシスチス | 好酸球増加～著増 | BAL回収液のグラム染色・培養などで病原体を検出 |
| 急性間質性肺炎（AIP） | | 好中球著増 | 感染・出血の除外が必要 |
| 特発性肺線維症（IPF） | | マクロファージ増加<br>好中球増加±好酸球増加 | リンパ球増加がないのが特徴 |
| 非特異的間質性肺炎（NSIP） | | マクロファージ増加<br>リンパ球増加（>50％）<br>好中球増加 | 感染・出血・悪性疾患の除外が必要 |
| 特発性器質化肺炎<br>（COP，BOOP） | | マクロファージ増加<br>リンパ球増加<br>好中球増加±好酸球増加 | 感染・出血・悪性疾患の除外が必要 |
| 好酸球性肺炎（EP） | | 好酸球増加（>25％） | |
| 過敏性肺炎（HP） | | リンパ球著増（>50％）<br>好中球増加<br>泡沫状マクロファージ<br>±肥満細胞±形質細胞 | 感染・出血・悪性疾患の除外が必要 |
| びまん性肺胞出血（DAH） | | ヘモジデリン貪食マクロファージ<br>赤血球 | BAL回収液中の赤血球が回収ごとに漸増，<br>感染・悪性疾患の除外が必要 |
| 薬剤性肺炎 | | さまざまな程度のリンパ球・好中球・好酸球増加<br>±肥満細胞 | 感染・出血・悪性疾患の除外が必要 |
| サルコイドーシス | | リンパ球著増±好中球増加 | CD4/CD8比＞3.5 |
| 悪性疾患 | | 悪性細胞の検出 | |

DAD：diffuse alveolar damage，AIP：acute interstitial pneumonia，IPF：idiopathic pulmonary fibrosis，NSIP：non-specific interstitial pneumonia，COP：cryptogenic organizing pneumonia，BOOP：bronchiolitis obliterans organizing pneumonia，EP：eosinophilic pneumonia，HP：hypersensitivity pneumonitis，DAH：diffuse alveolar hemorrhage

## おわりに

血液ガス分析は迅速に患者さんの状態を把握することができる有用な検査です．また，BALは原因がはっきりしない急性呼吸不全の原因検索において有益な情報を与えてくれます．

今まで苦手意識をもっていた先生も，次は少し時間をかけて解釈に取り組んでみてください．きっと新しい発見があると思います．

## 引用文献


1）「より理解を深める！ 体液電解質異常と輸液」（柴垣有吾／著），中外医学社，2007

2）「動きながら考える！ 内科救急診療のロジック」（松原知康，吉野俊平／著），南山堂，2016

3）Kanber GJ, et al：The alveolar-arterial oxygen gradient in young and elderly men during air and oxygen breathing. Am Rev Respir Dis, 97：376-381, 1968（PMID：5638492）

4）Mellemgaard K：The alveolar-arterial oxygen difference：its size and components in normal man. Acta Physiol Scand, 67：10-20, 1966（PMID：5963295）

5）「酸塩基平衡、水・電解質が好きになる」（今井裕一／著），羊土社，2007

6）「ER・ICU 100のdon'ts ―明日からやめる医療ケア」（志馬伸朗／総編集，小尾口邦彦，他／編集），中外医学社，2016

7）Bloom BM, et al：The role of venous blood gas in the emergency department：a systematic review and meta-analysis. Eur J Emerg Med, 21：81-88, 2014（PMID：23903783）

8）Byrne AL, et al：Peripheral venous and arterial blood gas analysis in adults：are they comparable? A systematic review and meta-analysis. Respirology, 19：168-175, 2014（PMID：24383789）

9）Zeserson E, et al：Correlation of Venous Blood Gas and Pulse Oximetry With Arterial Blood Gas in the Undifferentiated Critically Ill Patient. J Intensive Care Med, 33：176-181, 2018（PMID：27283009）

10）Kraut JA & Madias NE：Metabolic acidosis：pathophysiology, diagnosis and management. Nat Rev Nephrol, 6：274-285, 2010（PMID：20308999）

11）「ER・ICU 100のスタンダード」（志馬伸朗／編著），中外医学社，2017

12）Meyer KC, et al：An official American Thoracic Society clinical practice guideline：the clinical utility of bronchoalveolar lavage cellular analysis in interstitial lung disease. Am J Respir Crit Care Med, 185：1004-1014, 2012（PMID：22550210）



Profile

**島谷竜俊**（Tatsutoshi Shimatani）

中国労災病院 救急部

救急・集中治療を専門としており，そのなかでも特に呼吸不全に興味をもっています．

# 自己抗体検査

## 救急外来・ICUで遭遇する膠原病

吉田雄介

①抗核抗体陽性≠膠原病

②病態の背景にある膠原病を推測する

③診断マーカーと活動性マーカーの違いを理解しよう

④特別な治療を要する膠原病病態を知っておこう

## はじめに

救急外来やICUで遭遇する膠原病には2種類あります．1つは膠原病により急速進行性糸球体腎炎や肺胞出血などの主要臓器障害をきたした場合であり，もう1つは膠原病患者さんの治療中に合併症をきたした場合です．特に免疫抑制治療中の膠原病患者さんでは，サイトメガロウイルス感染症などの日和見感染症が病態悪化に関与していないか注意を要します．いずれにしても検査特性を理解したうえで，膠原病の正確な診断や活動性評価を行うことが重要です．

## 1 自己抗体検査の意義と限界

昨今，抗核抗体をはじめとしたさまざまな自己抗体の測定が日常診療で可能です．しかし残念ながら，**自己抗体検査の結果のみで確定診断ができる膠原病はほぼありません．**そのため，鑑別の段階ではスクリーニングに適した感度の高い抗体検査を選択し，確定診断には特異度の高いものを選択しましょう．

**表1** 抗核抗体・抗細胞質抗体の染色パターンと関連疾患

| 染色パターン | | | 対応抗原（特異抗体） | 関連疾患 |
|---|---|---|---|---|
| 抗核抗体 | 頻度高い | Homogeneous | dsDNA，ヒストン，(Scl-70)＊ | SLE |
| | | Speckled | Sm，U1-RNP，SS-A，SS-B，TIF-1 γ，Mi-2，Scl-70 | SLE，MCTD，SS，皮膚筋炎，全身性強皮症 |
| | | Discrete-speckled | セントロメア | SS，全身性強皮症 |
| | | Nucleolar | PM-Scl，RNAポリメラーゼⅢ | 皮膚筋炎・多発性筋炎，全身性強皮症 |
| | 頻度低い | Peripheral | dsDNA | SLE |
| | | PCNA | — | |
| 抗細胞質抗体 | | — | リボソームP，ARS，SRP，MDA5，SS-A，ミトコンドリア | SLE，皮膚筋炎・多発性筋炎，SS，原発性胆汁性胆管炎 |

SLE：全身性エリテマトーデス，MCTD：混合性結合組織病，SS：シェーグレン症候群
＊Scl-70は一般にSpeckled型で検出されるが，Homogeneous型の場合もある．
文献1を参考に作成．

## 1）抗核抗体の意義と限界

表1に示すように，膠原病のスクリーニング検査で用いられる抗核抗体は，その染色パターンから特異抗体と関連疾患の推測が可能です．例えば，レイノー現象があり混合性結合組織病（mixed connective tissue disease：MCTD）や全身性強皮症を疑う患者さんで抗核抗体（Speckled型）陽性であれば，抗U1-RNP抗体と抗Scl-70抗体を提出すればよいでしょう．

### ❶ 抗核抗体陽性に振り回されない

実は健常者でも抗核抗体陽性例は存在します．特に，抗核抗体40倍での陽性は31.7％，80倍での陽性は13.3％と，**低力価での陽性例は健常者でも多く存在**します[2)]．また，抗核抗体のうちDiscrete-speckled型は高力価での陽性例が多く存在します．この型が陽性の膠原病は，ほとんどが主要臓器障害のない全身性強皮症もしくはシェーグレン症候群（Sjögren syndrome：SS）であり，救急外来やICUで問題となる重症病態を呈することは稀です．

### ❷ 抗核抗体でスクリーニング可能な膠原病（表2）

全身性エリテマトーデス（systemic lupus erythematosus：SLE），MCTD，全身性強皮症の多くで抗核抗体が陽性となるため，抗核抗体が陰性であればこれらは否定的です．しかし，その他の膠原病は，抗核抗体の結果が陰性でも可能性があるため，臨床所見から疑う場合はほかの検査（特異抗体など）が必要になります．

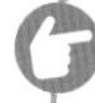
**ここがピットフォール**

**健常者でも抗核抗体の低力価での陽性例は多い！**

**表2** 抗核抗体でスクリーニング可能な膠原病とそうでない膠原病

| | |
|---|---|
| ほぼスクリーニング可能 | SLE，MCTD，全身性強皮症 |
| 時にスクリーニング可能 | 多発性筋炎／皮膚筋炎（抗TIF-1γ抗体，抗Mi-2抗体），SS |
| スクリーニング不可能（抗核抗体の結果にかかわらず可能性あり） | RA，リウマチ性多発筋痛症，成人Still病，脊椎関節炎（乾癬性関節炎，強直性脊椎炎など），原発性全身性血管炎（巨細胞性動脈炎，ANCA関連血管炎など），Behçet病，IgG4関連疾患，再発性多発軟骨炎 |

SLE：全身性エリテマトーデス，MCTD：混合性結合組織病，SS：シェーグレン症候群，RA：関節リウマチ，ANCA：抗好中球細胞質抗体．

### 2）ANCAの意義と限界

ANCA（antineutrophil cytoplasmic antibody：抗好中球細胞質抗体）関連血管炎は顕微鏡的多発血管炎（microscopic polyangiitis：MPA），多発血管炎性肉芽腫症（granulomatosis with polyangiitis：GPA），好酸球性多発血管炎性肉芽腫症（eosinophilic granulomatosis with polyangiitis：EGPA）の3つに分類されます．MPAはほぼ全例でMPO-ANCA陽性ですが，GPAはMPO-ANCA陽性例とPR3-ANCA陽性例が混在します．EGPAはANCA陽性（MPO-ANCA）となるのは30～40％程度であり，ANCA陰性であっても否定はできません[3]．

#### ● ANCA陽性になりやすいほかの原因

SLE，潰瘍性大腸炎，感染性心内膜炎，薬剤性（プロピルチオウラシルなど）でもANCA陽性になりやすいです[3]．また，血管炎を示唆する所見がないc-ANCAもしくはPR3-ANCA陽性の18例を6.8年フォローしても1例も血管炎を発症しなかったという報告があり[4]，血管炎を示唆する所見がないのであればANCAの測定は必須ではありません．

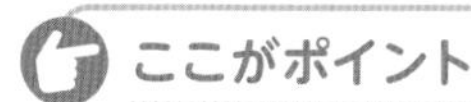

**ANCAはANCA関連血管炎の診断の“補助”として用いる！**

## 2 臓器障害とその背景となる膠原病

膠原病自体が主要臓器障害をきたす場合，中枢神経，心臓，肺，腎臓の病変が問題となることが多くあります（表3）．間質性肺炎は種々の膠原病を背景として起こりえますが，急性に出現もしくは悪化する場合は皮膚筋炎，ANCA関連血管炎，関節リウマチ（rheumatoid arthritis：RA）をまず考えましょう．ただし，ANCA関連血管炎のうちGPAは結節影・腫瘤影・気道病変などの肺病変をきたすため，非特異性間質性肺炎（nonspecific interstitial pneumonia：NSIP）もしくは通常型間質性肺炎（usual interstitial pneumonia：UIP）パターンの間質性肺炎像であれば否定的です．

**表3** 急性の臓器障害とその背景となる膠原病

| 臓器 | 病態 | 背景疾患 |
|---|---|---|
| 中枢神経 | 髄膜炎/脳炎，てんかん発作 | SLE，MCTD |
| | 脳梗塞 | 抗リン脂質抗体症候群，血管炎*1 |
| | 肥厚性硬膜炎 | ANCA関連血管炎，IgG4関連疾患 |
| 心臓 | 心筋炎 | 好酸球性多発血管炎性肉芽腫症 |
| | 心外膜炎 | SLE |
| | 肺動脈性肺高血圧症 | 全身性強皮症，MCTD，SLE |
| | 肺血栓塞栓症 | 抗リン脂質抗体症候群 |
| 肺 | 間質性肺炎 | 皮膚筋炎，ANCA関連血管炎，MCTD*2，全身性強皮症*2，関節リウマチ |
| | 肺胞出血 | ANCA関連血管炎，抗GBM抗体病 SLE，MCTD |
| 腎臓 | 急速進行性糸球体腎炎 | ANCA関連血管炎，抗GBM抗体病，SLE |
| | 腎クリーゼ | 全身性強皮症 |

SLE：全身性エリテマトーデス，MCTD：混合性結合組織病，ANCA：抗好中球細胞質抗体，GBM：糸球体基底膜.
＊1 特に巨細胞性動脈炎とANCA関連血管炎．＊2 急性増悪は少ない.

**表4** 膠原病の診断マーカーと急性病態の活動性マーカー

| 疾患 | 診断マーカー | 活動性マーカー |
|---|---|---|
| SLE，MCTD〔血球貪食症候群，溶血性貧血〕 | 血算，補体，尿定性沈渣，抗核抗体，抗dsDNA抗体，抗Sm抗体，抗U1-RNP抗体，抗リン脂質抗体，〔直接クームス*1〕 | 血算，〔フェリチン*2，ハプトグロビン*1〕，血沈，補体，尿定性沈渣，抗dsDNA抗体 |
| 関節リウマチ〔間質性肺炎〕 | CRP，血沈，MMP-3，〔KL-6〕，抗CCP抗体，RF | CRP，血沈，MMP-3，〔SP-D，KL-6〕 |
| ANCA関連血管炎，抗GBM抗体病〔間質性肺炎〕 | 血算，Cr，〔KL-6〕，尿定性沈渣，MPO-ANCA，PR3-ANCA，抗GBM抗体 | 血算，Cr，CRP，〔SP-D，KL-6〕，尿定性沈渣，MPO-ANCA*3，PR3-ANCA*3，抗GBM抗体*3 |
| 皮膚筋炎〔間質性肺炎〕*4 | 血沈，〔KL-6〕，CK，アルドラーゼ，抗ARS抗体〔抗Jo-1抗体含む〕，抗MDA5抗体 | 血沈，〔SP-D，KL-6〕，CK，アルドラーゼ，フェリチン*5，抗MDA5抗体*5 |
| 全身性強皮症〔腎クリーゼ，血栓性微小血管障害〕 | 〔血算，末梢血目視〔破砕赤血球〕，Cr，レニン活性〕，抗核抗体，抗Scl-70抗体，抗RNAポリメラーゼⅢ抗体 | 〔ハプトグロビン，Cr，レニン活性〕 |

SLE：全身性エリテマトーデス，MCTD：混合性結合組織病，ANCA：抗好中球細胞質抗体，GBM：糸球体基底膜.
＊1 溶血性貧血に対応．＊2 血球貪食症候群に対応．＊3 診断時に陽性のもののみでよい．＊4 抗TIF1 $\gamma$ 抗体陽性例などほかの皮膚筋炎では間質性肺炎の合併は少ない．＊5 抗MDA5抗体陽性の場合.

## 3 救急外来・ICUで膠原病の疾患活動性を判断するポイント

膠原病の検体検査には診断に用いるマーカー（診断マーカー）と活動性評価に用いるマーカー（活動性マーカー）があります（**表4**）．例えば，SLEにおいて抗dsDNA抗体は疾患活動性を反映して変動するため，活動性マーカーとして再燃の把握や治療効果判定に用い

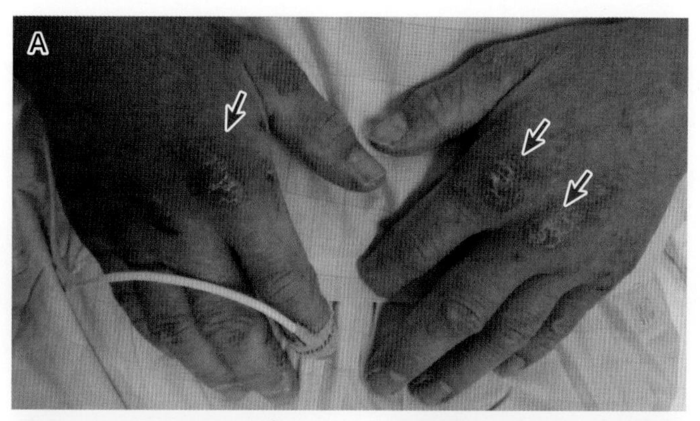


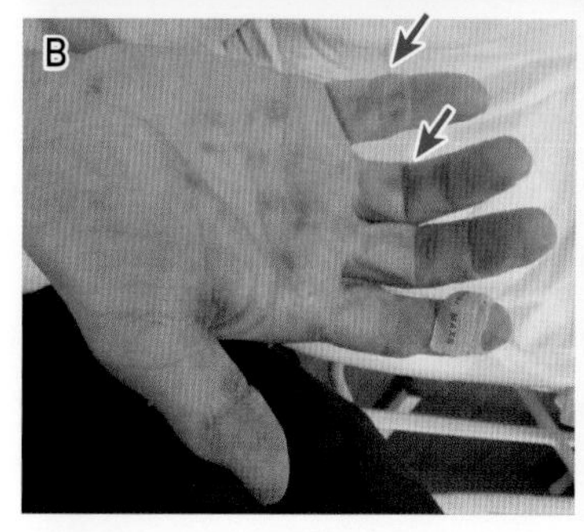


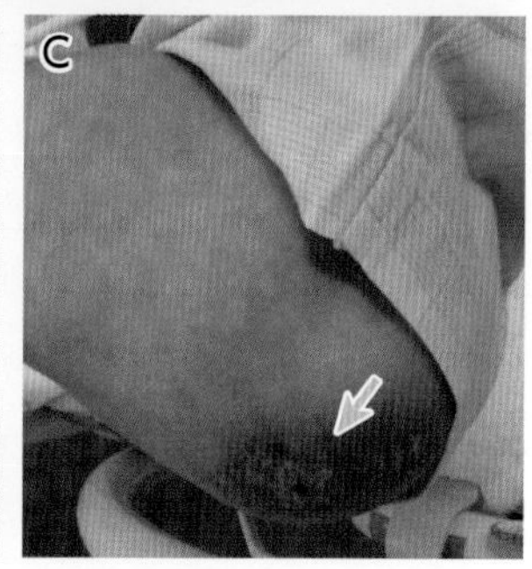


**図 抗MDA5抗体陽性皮膚筋炎の皮疹**
抗MDA5抗体陽性例ではほかの皮膚筋炎と同様にヘリオトロープ疹（非掲載），ゴットロン徴候（A➡），関節屈側に逆ゴットロン徴候（B➡），四肢関節伸側の紅斑に一致した潰瘍形成（C➡）を認める点が特徴である．

ることができます．一方，抗Sm抗体は疾患活動性を反映しない診断マーカーであるため，経時的な評価は不要です．したがって，**すでに確定診断がついている膠原病では，活動性マーカーとならない検査を再確認する意義は乏しい**です．

## 4 自己抗体検査結果から求められる適切な対応

多くの膠原病の急性増悪では，高用量ステロイドでの加療が必要となりますが，背景となる疾患により治療強度や免疫抑制薬の選択が変わります．また，ステロイド単剤での加療では救命が困難な疾患である抗MDA5抗体陽性皮膚筋炎や，ステロイドなどの免疫抑制が効果的でない全身性強皮症による肺高血圧症や腎クリーゼは把握しておく必要があります．また疾患の特殊性から，可能な範囲で膠原病専門医と連携した診療が好ましいです．

### 1) 抗MDA5抗体陽性皮膚筋炎による急速進行性間質性肺炎

抗MDA5抗体陽性皮膚筋炎（図）は，通常の皮膚筋炎の治療（ステロイド単剤もしくは免疫抑制薬1剤併用）では極端に予後が悪いことが知られています．疾患活動性と相関する抗MDA5抗体価や血清フェリチン値を確認しながら，ステロイド大量＋シクロホスファミドパルス療法＋タクロリムスで初期治療を行う必要があります．さらに，治療効果に乏しければ血漿交換療法を併用します[5, 6]．

**処方例（初期治療）**
プレドニゾロン 1 mg/kg/日 経口 or 静注（4週間維持し，その後漸減）
＋シクロホスファミド 500 mg/$m^2$（体表面積）静注（2週ごと）
＋タクロリムス 1回1.5 mg 1日2回 経口（血中濃度12時間値 10～12 ng/mLとなるように調整）

### 2）全身性強皮症による腎クリーゼ

全身性強皮症でもびまん皮膚硬化型（末梢の皮膚硬化が肘より中枢に及ぶ）となりやすい抗Scl-70抗体もしくは抗RNAポリメラーゼⅢ抗体陽性例では腎クリーゼを発症するリスクがあります．高血圧，頭痛，視覚障害，腎機能障害，血漿レニン活性上昇などを認めた場合腎クリーゼを疑い，ACE阻害薬を開始します．血小板減少，破砕赤血球，溶血性貧血を認めれば血栓性微小血管障害の合併と判断し，血漿交換の併用を考慮します[7]．

**処方例**
カプトプリル 経口 12.5 mg 1日3回から開始し，72時間後に普段の血圧に戻る程度を目標に増量

### 3）膠原病による肺動脈性肺高血圧症

肺動脈性肺高血圧症をきたす膠原病として全身性強皮症，MCTD，SLEが知られており，特にU1-RNP抗体陽性例ではハイリスクです．いずれも血管拡張薬（エンドセリン受容体拮抗薬，PDE5阻害薬など）での加療が中心ですが，MCTDとSLEに限っては免疫抑制治療の併用も効果的です[8]．

**処方例（MCTD，SLE）**
プレドニゾロン 0.5～1.0 mg/kg/日 経口or静注
＋シクロホスファミド 500 mg/$m^2$（体表面積）静注（4週ごと，計6回）

## おわりに

膠原病は何となく，“抗核抗体陽性”，“ステロイド治療”といったイメージがあるのではないかと思います．しかし，実際には“抗核抗体陽性”にならない膠原病が多く，ステロイドだけでは不十分，またはステロイドが最適な治療法にならない疾患もあります．**表3**（臓器障害→病態→背景疾患）や**表4**（疾患→診断マーカー→活動性マーカー）では膠原病の診療をするうえで必要な思考過程を示しました．昨今，保険診療内でさまざまな自己抗

体の測定が可能になっていますが，検査をすればするほど，偽陽性も多く見つかるようになります．検査結果に振り回されないよう，この検査が陽性なら何の可能性が上がって，陰性なら何の可能性が下がるのか，ということをあらかじめ考えてから検査する習慣をつけましょう．

## 引用文献


1）Damoiseaux J, et al：Clinical relevance of HEp-2 indirect immunofluorescent patterns：the International Consensus on ANA patterns（ICAP）perspective. Ann Rheum Dis, 78：879-889, 2019（PMID：30862649）
↑抗核抗体について詳しく知りたい方におすすめです．

2）Tan EM, et al：Range of antinuclear antibodies in "healthy" individuals. Arthritis Rheum, 40：1601-1611, 1997（PMID：9324014）

3）Weiner M & Segelmark M：The clinical presentation and therapy of diseases related to anti-neutrophil cytoplasmic antibodies（ANCA）. Autoimmun Rev, 15：978-982, 2016（PMID：27481040）

4）Knight A, et al：What is the significance in routine care of c-ANCA/PR3-ANCA in the absence of systemic vasculitis? A case series. Clin Exp Rheumatol, 26：S53-S56, 2008（PMID：18799054）

5）Abe Y, et al：Successful treatment of anti-MDA5 antibody-positive refractory interstitial lung disease with plasma exchange therapy. Rheumatology（Oxford）, 59：767-771, 2020（PMID：31504956）

6）Tsuji H, et al：Multicenter Prospective Study of the Efficacy and Safety of Combined Immunosuppressive Therapy With High-Dose Glucocorticoid, Tacrolimus, and Cyclophosphamide in Interstitial Lung Diseases Accompanied by Anti-Melanoma Differentiation-Associated Gene 5-Positive Dermatomyositis. Arthritis Rheumatol, 72：488-498, 2020（PMID：31524333）
↑抗MDA5抗体陽性皮膚筋炎の治療に関する国内の多施設研究です．

7）Zanatta E, et al：Therapy of scleroderma renal crisis：State of the art. Autoimmun Rev, 17：882-889, 2018（PMID：30005860）

8）Jais X, et al：Immunosuppressive therapy in lupus- and mixed connective tissue disease-associated pulmonary arterial hypertension：a retrospective analysis of twenty-three cases. Arthritis Rheum, 58：521-531, 2008（PMID：18240255）


Profile


**吉田雄介**（Yusuke Yoshida）

広島大学病院 リウマチ・膠原病科


膠原病は耳だけ，肺だけ，腎臓だけ，といった単一の臓器を障害する疾患ではないため，全身を診る癖をつけておかないと診断できません．そこが膠原病診療をするうえでの難しさであり，面白さでもあります．私自身も日々努力をくり返しながら，まだまだ発展途上の身と思っています．一緒に頑張りましょう．

# 内分泌・代謝系検査

石井潤貴

①すべての意識障害は低血糖の除外から
②甲状腺クリーゼ，粘液水腫性昏睡は検査結果を待たない
③ケトン体比の使いどころと尿中ケトン体検査の特性を知る
④常にビタミン $B_1$ の投与は必要ないか？ と考える

## はじめに

内分泌・代謝疾患は苦手という意見を時折聞きますが，実は一度理解すれば治療への流れはスムーズです．想起したときに的確に検査し治療するために，ここでまとめておきましょう．

## 1 血糖値

### 1）検査の意義，診断・治療における重要性

ここでは低血糖と高血糖緊急症の評価に着目します．

特に低血糖はすぐ診断でき，治療も単純で即座に回復が見込めます．一方，診断の遅れが患者さんの不良転帰に直結します．意識しないと疑うのが意外と難しいので「**すべての意識障害はまず低血糖の除外から**」という金言を覚えておきましょう．

## 2) 検査結果の解釈のしかた

### ❶ 低血糖

米国糖尿病学会は低血糖を「個人を危険にさらす異常な血糖の低値（症状の有無を問わない)」と定義しています[1]．これは症状を呈する血糖値が人によって異なるためです．一方で生理学的観点からは**70 mg/dL以下を警戒レベル**と定めており，実臨床ではこれを指標とします．

検査値だけでなく症状が重要です（振戦，動悸，発汗，めまい，倦怠感，意識障害，痙攣)．巣症状を呈し脳血管障害に見えることもあります．

### ❷ 高血糖緊急症

糖尿病性ケトアシドーシス（diabetic ketoacidosis：DKA）と高浸透圧高血糖症候群（hyperosmolar hyperglycemic state：HHS）の一般的な違いを**表1**に示します．臨床的には明確に区別できない症例もあります．

## 3) 検査結果から考えられる適切な薬・治療

### ❶ 低血糖

血糖値を補正し症状の改善を確認します．血糖値が70 mg/dL以下では無症状の場合でも，補正が推奨されます．

経口摂取可能なら，ブドウ糖10 gを経口投与します．一般家庭で多用される白砂糖（ショ糖）は，αグルコシダーゼ阻害薬を使用している患者さんでは吸収されず不適です．

経口摂取不能なら，末梢静脈路を確保し，50％ブドウ糖注射液40～50 mL（ブドウ糖20～25 g）をゆっくり静注します．

**処方例**
50％ブドウ糖注射液　1回40 mL（ブドウ糖20 g）　ゆっくり静注

**表1** DKAとHHSの鑑別

| | DKA | HHS |
|---|---|---|
| 血糖値（mg/dL) | ＞250 | ＞600 |
| 動脈血pH | ＜7.30 | ＞7.30 |
| 血清重炭酸（mEq/L) | ＜18 | ＞18 |
| 有効血清浸透圧（mOsm/kg) | さまざま | ＞320 |
| アニオンギャップ | ＞12 | さまざま |
| 主病態 | ケトアシドーシス | 高度の脱水 |

文献2を参考に作成.

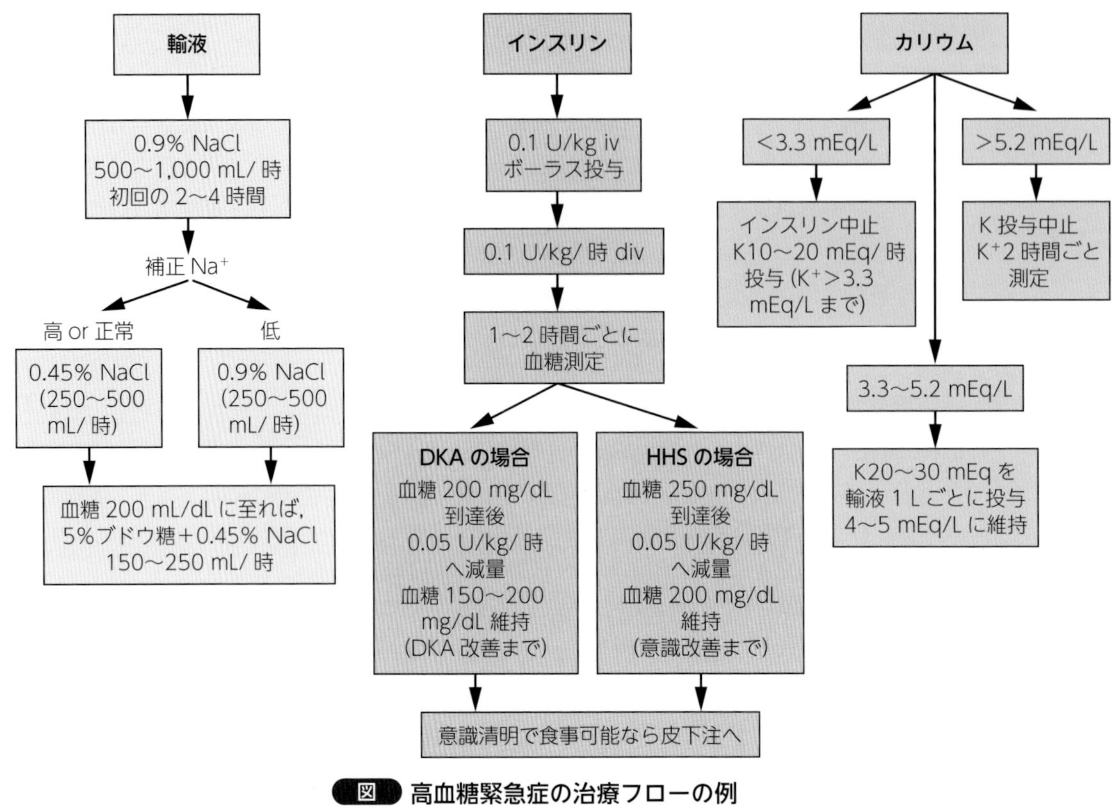


**図 高血糖緊急症の治療フローの例**

NaCl：生理食塩水，iv：静注，div：持続静注
文献3を参考に作成.

**❷ 高血糖緊急症**

集中治療を要するため，ICU入室を考慮します．高血糖緊急症の治療フローの一例を示します（図）．

## 2 TSH，Free T4（F-T4）

### 1）検査の意義，診断・治療における重要性

甲状腺機能異常症（亢進症，低下症）はさまざまな症状を呈します（**表2**）．それぞれ生命の危険のある状態を生じることがあり（甲状腺クリーゼ，粘液水腫性昏睡），救急外来・ICUではこれらを見逃してはなりません．確定診断には甲状腺機能検査が必要ですが，生命の危険のある状態では検査結果が出る前に治療を開始します．

### 2）検査結果の解釈のしかた

臨床像から甲状腺機能異常を疑ったら，TSHとF-T4を提出します．

T3は初期評価では提出不要であり，機能異常の原因疾患を同定する際に評価します．

TSH，F-T4の基準値はいまだ議論されていますが，以下を参考とします．

**表2 甲状腺機能亢進症，低下症の典型的症状**

| 甲状腺機能亢進症 | 甲状腺機能低下症 |
|---|---|
| 動悸 | 倦怠感 |
| 暑がり | 寒がり |
| 体重減少 | 体重増加 |
| 腸蠕動亢進 | 便秘 |
| 発汗 | 皮膚乾燥 |
| 振戦 | 筋痛 |
| 不安 | 月経不順 |

**表3 TSH，F-T4の結果による甲状腺機能異常の評価**

| TSH | F-T4 | 評価 | 視床下部-下垂体機能 |
|---|---|---|---|
| 高 | 低 | 原発性甲状腺機能低下症 | 正常 |
| 低 | 高 または 正常 | 甲状腺機能亢進症 | |
| 正常 または 高 | 高 | TSH由来の甲状腺機能亢進症 | 異常 |
| 正常 または 低 | 低 または 正常下限 | 中枢性甲状腺機能低下症 | |

文献4を参考に作成．

・TSH　：0.5〜5（μU/mL）
・F-T4　：0.9〜1.7（ng/dL）

TSH，F-T4の結果による甲状腺機能異常の評価を表3に示します．

**ここがピットフォール：重症患者では甲状腺機能異常を強く疑わない限り，甲状腺機能検査を行わない！**

重症患者では，臨床的に甲状腺異常がなくても甲状腺機能検査で異常値を呈することがあります（euthyroid sick syndrome）．このような場合，甲状腺ホルモン補充は不要です．

・TSH ：正常〜軽度上昇，ときに低下
・F-T4：正常〜低下
・F-T ：低下

甲状腺機能検査を行うと，上記のような甲状腺機能低下症に類似した結果となるため，甲状腺疾患の事前確率が高くない場合，誤診につながります．

## 3）検査結果から考えられる適切な薬・治療

原疾患により治療が異なるため，基本的に内分泌内科へコンサルテーションします．

甲状腺クリーゼと粘液水腫性昏睡では検査結果を待たずに治療開始が必要ですが，必ず上級医と診療してください．本稿のテーマを超えますので，稿末「参考文献・もっと学びたい人のために」の2論文をご参照ください．

## 3 血中ケトン体分画・ケトン体比，尿中ケトン体

### 1）検査の意義，診断・治療における重要性

体内で糖質代謝が困難になると，脂肪酸のβ酸化の過程で主に肝臓でケトン体が産生されます．すなわち，血中ケトン体は糖尿病，飢餓，アルコール依存症といった糖質利用が阻害される状況で上昇し，ケトアシドーシスを生じます．

ケトアシドーシスは，ケトン体検査を行わなくても病歴と血液ガス検査で診断できることが多いですが，ときにアニオンギャップ上昇性代謝性アシドーシスの要因が不詳の場合，ケトンの評価のためにこの検査が重要です．

また，動脈血中ケトン体比（arterial ketone body ratio：AKBR）＝アセト酢酸/βヒドロキシ酪酸比は，肝予備能の評価に用いられます．

### 2）検査結果の解釈のしかた

#### ❶ 血中ケトン体

ケトン体にはアセト酢酸，βヒドロキシ酪酸，アセトンの3種類がありますが，アセトンは揮発性が高く，血中ケトン体として計測されません．

基準値は以下を参考にします．

- 総ケトン体　　　　：28～120（μmol/L）
- アセト酢酸　　　　：14～68（μmol/L）
- βヒドロキシ酪酸：0～74（μmol/L）

#### ❷ AKBR

アセト酢酸とβヒドロキシ酪酸は補酵素による酸化還元反応で割合が決まります．AKBRは，この割合が病態で変化することを利用しており，**0.7以上が正常**とされます．

肝細胞機能の障害やショック・低酸素血症では，肝ミトコンドリアでβヒドロキシ酪酸が増加し，AKBRは低下します．

また，ケトアシドーシスでもβヒドロキシ酪酸の割合が増加し，AKBRは低下します．アルコール性ケトアシドーシス（alcoholic ketoacidosis：AKA）[5]ではDKAよりもAKBRがさらに低下する傾向にあります．これは慢性的なアルコール分解による補酵素のバランスの崩れによるものです．

**ここがピットフォール：尿中ケトン体はケトアシドーシスの診断・治療経過確認には用いない！**

尿中ケトン体検査は簡便ですが注意が必要です．アセト酢酸は検出できますが，βヒドロキシ酪酸はできないのです．

ケトアシドーシスで増加するのはβヒドロキシ酪酸です．したがって，尿中ケトン体検査が陰性だったとしても，ケトアシドーシスは否定できません．

また，ケトアシドーシスの治療過程でAKBRが改善してくると，「治療は進んでいるはずなのに尿中ケトン体検査が強陽性になる」という現象が起こりえます．

ケトアシドーシスの評価は血液ガス検査を用いたアニオンギャップの評価で行うべきです．

### 3）検査結果から考えられる適切な薬・治療

#### ❶ DKA

DKAの治療は前述の図のようにやや複雑ですが，常に以下を意識します．

- 血糖値ではなく血液ガスでアニオンギャップが正常化することをゴールとする
- DKAを誘発した背景疾患を見逃さない
- カリウムの補正は積極的に行う

#### ❷ AKA

AKAは，脱水，飢餓，慢性アルコール消費による補酵素バランスの崩れが病態です．脱水の補正と，糖質の投与で急速に改善します．高血糖の合併があっても，インスリンは不要な例が多いです．病態改善とWernicke脳症の予防にビタミン$B_1$補充が必須です（後述）．

**処方例**
- 生理食塩水　500 mL/時　点滴静注　4時間程度，その後 250 mL/時　4時間程度
- フルスルチアミン（アリナミン®F）静注　1回100 mg　糖質投与の前に！
- 5％ブドウ糖注射液　血糖値をみながら投与量調整

## 4 ビタミン$B_1$

### 1）検査の意義，診断・治療における重要性

ビタミン$B_1$欠乏症は乳酸アシドーシス，脚気心（血管抵抗低下による高拍出性心不全），Wernicke脳症をきたします．

AKAの病態にもビタミン$B_1$欠乏が関与します．ビタミン$B_1$はピルビン酸をアセチルCoAへ変換する際に必須ですが，慢性アルコール摂取者ではビタミン$B_1$がアルコール分解に使用されるため，不足傾向となります．これにより糖代謝困難となるとAKAに至ります．

外注検査でありすぐに結果が利用できないことが多く，アルコール依存症患者，悪液質，炭水化物過量摂取といった，欠乏症を疑う/欠乏リスクが高い症例では結果判明前にビタミン$B_1$を投与します．あくまで検査は診断を後に振り返り評価するための一助です．

## 2）検査結果の解釈のしかた

基準値は2.6～5.8 μg/dL前後とされます．

## 3）検査結果から考えられる適切な薬・治療

大切なのは，**ビタミン$B_1$検査を提出しても結果を待たないこと**です．

臨床的にビタミン$B_1$欠乏症が疑われる場合は，以下を参考に投与を行います．

### ❶ 腸管外栄養＋ビタミン$B_1$欠乏懸念患者

**処方例**
フルスルチアミン（アリナミン®F）静注
1回100～300 mg　1日1回　3日間

### ❷ Wernicke脳症

**処方例**
フルスルチアミン（アリナミン®F）静注
1回500 mg　1日3回　2日間，その後　1回250 mg　1日1回　5日間

### ❸ 脚気心

**処方例**
フルスルチアミン（アリナミン®F）静注
初回投与量：静注1回100～500 mg
維持投与量：静注1回25～100 mg　1日1回　14日間

### ❹ AKA

AKAではビタミン$B_1$補充が治療の1つであると同時に，Wernicke脳症の予防のためにも必須です．

**処方例**
フルスルチアミン（アリナミン®F）静注　1回100 mg　糖質投与の前に！

**ここがピットフォール：フルスルチアミン製剤は浸透圧比が高い！**

フルスルチアミン製剤は浸透圧比が約5～9と高く，血管痛や血管外漏出による組織壊死のリスクがあります．添付文書上,「できるだけ緩徐に（3分間以上の時間をかける方がよい)」と記載があるので注意が必要です．

## おわりに

救急外来・ICUでよく出会う検査に絞って解説しました．なかには，検査を待たずに治療を，という一見テーマと矛盾したメッセージもありました．

**大切なのは，検査の内容を理解し，本当に必要な検査を適時に行うこと，検査を待つ間は結果を想定して診療することです．**検査に操られることのない診療が，臨床能力を伸ばします．

### 引用文献

1）Seaquist ER, et al：Hypoglycemia and diabetes：a report of a workgroup of the American Diabetes Association and the Endocrine Society. J Clin Endocrinol Metab, 98：1845-1859, 2013（PMID：23589524）
↑米国糖尿病学会の低血糖に関するステートメントです．

2）Hirsch IB & Emmett M：Diabetic ketoacidosis and hyperosmolar hyperglycemic state in adults：Clinical features, evaluation, and diagnosis. UpToDate, 2020

3）Fayfman M, et al：Management of Hyperglycemic Crises：Diabetic Ketoacidosis and Hyperglycemic Hyperosmolar State. Med Clin North Am, 101：587-606, 2017（PMID：28372715）
↑高血糖緊急症のレビューです．

4）Ross DS：Diagnosis of and screening for hypothyroidism in nonpregnant adults. UpToDate, 2019

5）Wrenn KD, et al：The syndrome of alcoholic ketoacidosis. Am J Med, 91：119-128, 1991（PMID：1867237）
↑AKAのレビューです．必読．

### 参考文献・もっと学びたい人のために

1）Chiha M, et al：Thyroid storm：an updated review. J Intensive Care Med, 30：131-140, 2015（PMID：23920160）
↑甲状腺クリーゼのレビューです．

2）Wartofsky L：Myxedema coma. Endocrinol Metab Clin North Am, 35：687-98, vii, 2006（PMID：17127141）
↑粘液水腫性昏睡のレビューです．

Profile

**石井潤貴**（Junki Ishii）
広島大学大学院 医系科学研究科 救急集中治療医学
医師7年目．まず内科医でありたい集中治療医です．集中治療と患者安全をテーマに，これまでの臨床と違う視点を学びはじめました．集中治療の楽しさをお伝えしていきたいです．

# 栄養状態・消化器疾患の検査

上野太輔

①栄養状態の評価は動的指標と静的指標の２つがあり，動的指標と静的指標のどちらで評価しても構わない
②血中膵酵素上昇を認めたら，急性膵炎を考慮し画像検査を行う
③急性膵炎であれば，血液検査・画像検査から重症度を判定する

## はじめに

ICU患者さんの栄養状態を管理することは疾患を治療するうえでの基本です．栄養管理の方法には大きく分けて静脈栄養（parenteral nutrition：PN）と経腸栄養（enteral nutrition：EN）の2つがあります．「If the guts works, use it.」の有名な格言でいわれるように，生理的かつ合併症の少ないENを優先的に使用することが大前提です．腹部手術後や急性膵炎（acute pancreatitis：AP），ショック状態などでENの使用ができない（しにくい）場合やENだけではカロリーが充足しない場合にPNを使用または併用することが広く行われています．

本稿では，栄養状態やAPの重症度の評価に関してわかりやすく述べます．

## 1 栄養

### 1）検査の意義，診断・治療における重要性，検査結果の解釈のしかた

栄養状態の評価には一般的に動的指標と静的指標を用います．

臨床的に栄養状態の評価は静的指標である総タンパクやアルブミン（Alb），総コレステロール値，コリンエステラーゼ，末梢リンパ球数で行うことが多いです．

**静的指標**
- 総タンパク：正常値 6.7～8.3 g/dL
- アルブミン（Alb）：正常値 4.0～5.0 g/dL
- 総コレステロール値：正常値 140～199 mg/dL
- コリンエステラーゼ：正常値 214～466 U/L
- 末梢リンパ球数：正常値 1,500～4,000 /μL

しかし，栄養状態の評価の代表格であるAlbの半減期は21日と長く，リアルタイムでの評価は困難とされます．そのため，リアルタイムな栄養状態の評価として，動的指標（rapid turnover protein）であるレチノール結合タンパクやプレアルブミン，トランスフェリンを用いることができます．

**動的指標**
- レチノール結合タンパク：半減期 0.5日，正常値 2.5～7.1 mg/dL
- プレアルブミン：半減期 1.9日，正常値 20～40 mg/dL
- トランスフェリン：半減期 7日，正常値 190～320 mg/dL

とはいえ，動的指標もさまざまな要因で数値の増減を認めるため解釈に注意が必要です．例えばプレアルブミンやトランスフェリンは炎症下で減少するため，鑑別のために炎症マーカーであるCRP（C-reactive protein：C反応性タンパク）の同時測定が薦められます．

栄養状態は感染や炎症が制御されていれば必要十分のカロリー負荷でゆっくりではありますが着実に改善するため，全身状態の評価としても代用できます．動的指標，静的指標のどちらで評価しても問題ないと思います．

## 2) 検査結果から考えられる適切な治療

必要十分なカロリーを計算するために，Harris-Benedictの式やMifflin St. Jeorの式のように煩雑なもののほか，標準体重とbody mass index（BMI）から算出する簡易なものなどさまざまな公式が使用されています（**表1**）．

私は，簡易式のみで特に困ったことはありません．いずれも全身状態や侵襲具合を評価し，計算で得られたカロリー以上付加するか考えます．

**表1 必要カロリー計算式の一覧**

| |
|---|
| **・Harris-Benedictの式：基礎エネルギー消費量を算出** |
| 男性：66.4730＋13.7516×体重＋5.0033×身長－6.7550×年齢<br>女性：655.0955＋9.5634×体重＋1.8496×身長－4.6756×年齢 |
| **・Mifflin St. Jeorの式：安静時エネルギー消費量を算出** |
| 男性：10×体重＋6.25×身長－5×年齢＋5<br>女性：10×体重＋6.25×身長－5×年齢－161 |
| **・簡易式** |
| 理想体重×25～30 kcal/kg×ストレス（侵襲）係数（1.0～2.0） |

### ❶ ENでの治療

ENの場合，必要カロリー数を算出したら，続いて3大栄養素の構成を考えます．3大栄養素は炭水化物，タンパク質，脂質ですが，カロリーはそれぞれ4 kcal/g, 4 kcal/g, 9 kcal/gで，呼吸商は1.0，0.8，0.7です．

まずは，腎疾患の有無でタンパク質の量を決めます．1日の必要タンパク質量は腎障害がなければ1.0～1.2 g/kg/日（標準体重），慢性腎臓病なら0.6～0.8 g/kg/日，透析患者さんなら1.0～1.2 g/kg/日とされています．しかし，ICU入院のように侵襲が多い重症患者さんでは異化が亢進しタンパク質分解が進行することがわかっています．このような患者さんには，タンパク質1.3～1.7 g/kg/日までは臓器障害を認めず安全に投与できます[1]．必要カロリー数からタンパク質のカロリーを除した残りが，炭水化物：脂質＝2～3：1となるように食事内容を構成すればよいと思われます．

### ❷ PNでの治療

PNの場合，末梢静脈栄養（PPN）と中心静脈栄養（TPN）があります．ENが使用できない状況でPPNだけで粘るのは1週間が限界といわれています．1週間以上ENが使用できない場合は早期にTPNを考慮しましょう．また，PNはブドウ糖によるカロリー負荷が主となるため，Wernicke脳症予防に必ずビタミン$B_1$の補充を行うようにしましょう〔「内分泌・代謝系検査」（pp.3028～3035）も参照〕．

## 2 消化器

### 1）検査の意義，診断・治療における重要性，検査結果の解釈のしかた

ICU入院患者さんがAPを併発することは少なくありません．APがあったとしても腹部所見がない場合，ENは可能とされています[2]．しかし患者さんに腹部所見があれば疑うことは容易ですが，意識障害や人工呼吸器管理の患者さんのように腹部診察で圧痛の有無が判断できない場合も多いです．その際には，APがあるかどうか検索するために，血液検査として血中膵酵素を測定します．血中膵酵素は主に3つあります．

**血中膵酵素**
- アミラーゼ：正常値 60～190 U/L
- 膵アミラーゼ：正常値 14～40 U/L
- リパーゼ：正常値 10～50 U/L

血中膵酵素上昇（正常値の2～3倍以上）があれば，できる限り画像検査〔腹部超音波検査（abdominal ultrasound：AUS），CT検査〕を行いAPの有無を検索します．

もし，画像検査でAPと診断された場合は，重症度評価を行います．重症度評価はさまざまな基準が提案されており，**表2**に示した厚生労働省難治性膵疾患に関する調査研究班（厚労省案）によるものや（改訂）Atlanta分類などがあります．どの基準がスタンダード

予後因子
1. BE ≦ − 3 mEqまたはショック
2. $PaO_2$ ≦ 60 Torr（room air）
   または呼吸不全
3. BUN ≧ 40 mg/dL
   （または Cr ≧ 2.0 mg/dL）または乏尿
4. LDH ≧基準値上限の２倍
5. 血小板≦ 10万/μL
6. 総Ca値≦ 7.5 mg/dL
7. CRP ≧ 15 mg/dL
8. SIRS診断基準における陽性項目数≧ 3
9. 年齢≧ 70歳

臨床徴候は以下の基準とする
ショック：収縮期血圧が80 mmHg以下
呼吸不全：人工呼吸管理を必要とするもの
乏尿：輸液後も１日尿量が400 mL以下であるもの

SIRS診断基準項目：
① 体温＞ 38℃あるいは＜ 36℃
② 脈拍＞ 90回/分
③ 呼吸数＞ 20回/分あるいは
   $PaCO_2$ ＜ 32 Torr
④ 白血球数＞ 12,000/μLあるいは＜ 4,000/μL
   または幼若白血球＞ 10%

造影CTによるCTGrade分類
1. 炎症の膵外進展度

| | |
|---|---|
| 前腎臓腔 | 0点 |
| 結腸間膜根部 | 1点 |
| 腎下極以遠 | 2点 |

2. 膵の造影不良域
   膵を便宜的に３つの区域
   （膵頭部，膵体部，膵尾部）に分け，判定する

| | |
|---|---|
| 各区域に限局<br>または膵周囲のみ | 0点 |
| ２つの区域にかかる | 1点 |
| ２つの区域全体を占める<br>またはそれ以上 | 2点 |

1，2のスコア合計
1点以下 ：Grade1
2点 ：Grade2
3点以上 ：Grade3

※判定：原則として発症後48時間以内に判定する
予後因子は各１点とし，スコア２点以下は軽症，３点以上を重症とする
また，造影CT Grade2以上を予後因子スコアにかかわらず重症とする

**表2 急性膵炎の重症度判定基準（厚生労働省難治性膵疾患に関する調査研究班）**
文献3より作成．

ということはありませんが，本邦では厚労省案が主に使用されています．しかし，アミラーゼ値や膵アミラーゼ値，リパーゼ値の高低やその推移は必ずしも重症度を反映しないため注意が必要です．

## 2）検査結果から考えられる適切な治療

軽症の場合，嘔気・嘔吐や腹痛がなければ脂肪制限食を開始します．重症の場合，血中膵酵素がpeak outするまで絶食管理が望ましいです．

**ここがポイント**

**意識障害や人工呼吸器管理中の患者さんは，腹部所見の判断が難しいため，血液検査で異常が起きていないか常に検索する必要があります．ビリルビン，トランスアミナーゼ（AST，ALT），肝胆道系酵素（LDH，γGTP，ALP），血中膵酵素など上昇があれば積極的にAUSやCT検査を行い，器質的な異常がないか検索します．もしなければ，薬剤性の可能性が高いので原因薬剤を検索し可能なら中止します〔「肝機能検査」（pp.2991～2997）も参照〕．**

## おわりに

救急外来やICUでの栄養状態の評価やAPを中心とした消化器疾患の血液検査の要点に関して記述しました．基本的なことですが，臨床ですぐに利用できることばかりです．血液検査の異常を早期に認識し，原因検索する姿勢を忘れないように頑張ってください．

### 引用文献


1）Doig GS, et al：Intravenous amino acid therapy for kidney function in critically ill patients：a randomized controlled trial. Intensive Care Med, 41：1197-1208, 2015（PMID：25925203）

2）Forsmark CE, et al：Acute Pancreatitis. N Engl J Med, 375：1972-1981, 2016（PMID：27959604）

3）下瀬川 徹：急性膵炎の診断・重症度判定と初期診療．日本内科学会雑誌，98：3162-3167，2009


### 参考文献・もっと学びたい人のために


1）「静脈経腸栄養ガイドライン 第3版」（日本静脈経腸栄養学会/編），照林社，2013

2）「急性膵炎診療ガイドライン2015 第4版」（急性膵炎診療ガイドライン2015改訂出版委員会，他/編），金原出版，2015


Profile


**上野太輔**（Daisuke Ueno）

川崎医科大学 救急医学教室


専門領域：救急，消化器，外科，外傷，感染症，集中治療，ドクターヘリなどなんでもしたい人です．

研修医時代からいろいろ（なんでも）したいという思いがあり，それに嘘をつかないように医師として歩んできました．自分の気持ちに嘘をつかないように今後も頑張りたいと思っています．同じ思いの方がいれば一度相談してみてください．

# 電解質・逸脱酵素

大木伸吾，志馬伸朗

① 電解質や逸脱酵素は，救急外来・ICUの採血検査において頻繁に測定される
② 測定する理由を毎回考えてオーダーし，得られた結果を正しく解釈する
③ 電解質の異常はときに重篤な症状と関連するため，対応方法をあらかじめ把握しておく

## はじめに

救急外来・ICUで行われる採血検査において，電解質や逸脱酵素は頻繁に測定される項目であり，必然的に異常値に遭遇する機会も多くなります．電解質異常が意識障害や不整脈などの緊急性が高い病態の原因となっている場合や，逸脱酵素の上昇が重大な疾患の存在を示唆している場合もあり，検査結果を正しく解釈し，必要時には迅速かつ適切な対応を行うことが求められます．

## 1 電解質

本稿で扱う電解質の基準値とその異常に伴う症候を表1に示します．治療法については，誌面の都合上，救急外来やICUで緊急時に使用される静注薬を主に取り上げます．

### 1) ナトリウム (Na)

#### ❶ 検査の意義，診断・治療における重要性

血清Na濃度の異常は，ときに意識障害や痙攣などの重篤な症状を起こします．また，ICUでは約25 %の患者さんが入室24時間以内に血清Na濃度の異常を呈し，予後不良因子

**表1 血清電解質濃度の基準範囲ならびに電解質異常に伴う症状**

| | ナトリウム（Na） | カリウム（K） | カルシウム（Ca） | マグネシウム（Mg） | リン（P） |
|---|---|---|---|---|---|
| 基準値 | 138～145 mEq/L | 3.6～4.8 mEq/L | 8.8～10.1 mg/dL | 1.8～2.4 mg/dL | 2.7～4.6 mg/dL |
| 電解質異常に伴う症状 | **低ナトリウム血症**<br>・意識障害<br>・痙攣<br>・食欲不振 | **低カリウム血症**<br>・呼吸筋力低下<br>・便秘<br>・筋痛<br>・四肢筋力低下<br>・多尿<br>・心電図変化（T波の平坦化・陰転化，ST低下，U波，QT延長，心室頻拍，torsade de pointes） | **低カルシウム血症**<br>・意識障害<br>・痙攣<br>・喘鳴<br>・心不全<br>・下痢<br>・筋攣縮<br>・テタニー<br>・心電図変化（QT延長，torsade de pointes） | **低マグネシウム血症**<br>・意識障害<br>・痙攣<br>・食欲不振<br>・テタニー<br>・腱反射亢進<br>・心電図変化（torsade de pointes） | **低リン血症**<br>・意識障害<br>・痙攣<br>・呼吸筋力低下<br>・心不全 |
| | **高ナトリウム血症**<br>・意識障害<br>・痙攣<br>・口渇 | **高カリウム血症**<br>・下痢<br>・心電図変化（T波の増高，PR延長，P波の消失，QRS延長，徐脈，心室細動） | **高カルシウム血症**<br>・意識障害<br>・食欲不振<br>・便秘<br>・口渇<br>・四肢筋力低下<br>・多尿<br>・心電図変化（QT短縮） | **高マグネシウム血症**<br>・意識障害<br>・呼吸筋力低下<br>・血圧低下<br>・イレウス<br>・腱反射減弱<br>・心電図変化（PR延長，QRS延長，QT延長） | **高リン血症**<br>随伴する低カルシウム血症の症状が主体 |

Na，K，Ca，Pの基準範囲は日本臨床検査標準協議会による共用基準範囲を，Mgの基準範囲は広島大学病院のものを記載．
文献1～3を参考に作成．

と考えられています[4]．

## ❷ 検査結果の解釈のしかた

血清Na濃度の基準値は138～145 mEq/Lです．低ナトリウム血症の原因を診断するアルゴリズムの一例を図に示します．誌面の都合上詳細な解説は他書に譲りますが，血清浸透圧，尿浸透圧，尿中Na濃度の測定や細胞外液量の評価を行い，鑑別を進めます．

一方，高ナトリウム血症の原因の多くは自由水欠乏ですが，これに加えてICUではNaを多く含む抗菌薬や輸液製剤などによるNa負荷も一因となることがあります[6]．

**※偽性低ナトリウム血症**

脂質異常症や高タンパク血症の場合に，中央検査部門で行われる生化学検査（希釈法）では見かけ上血清Na濃度が低値となることがあり，偽性低ナトリウム血症と呼ばれています．この場合は血液ガス分析装置（非希釈法）での測定値が，実際の血清Na濃度をより正確に反映するとされています[5]．

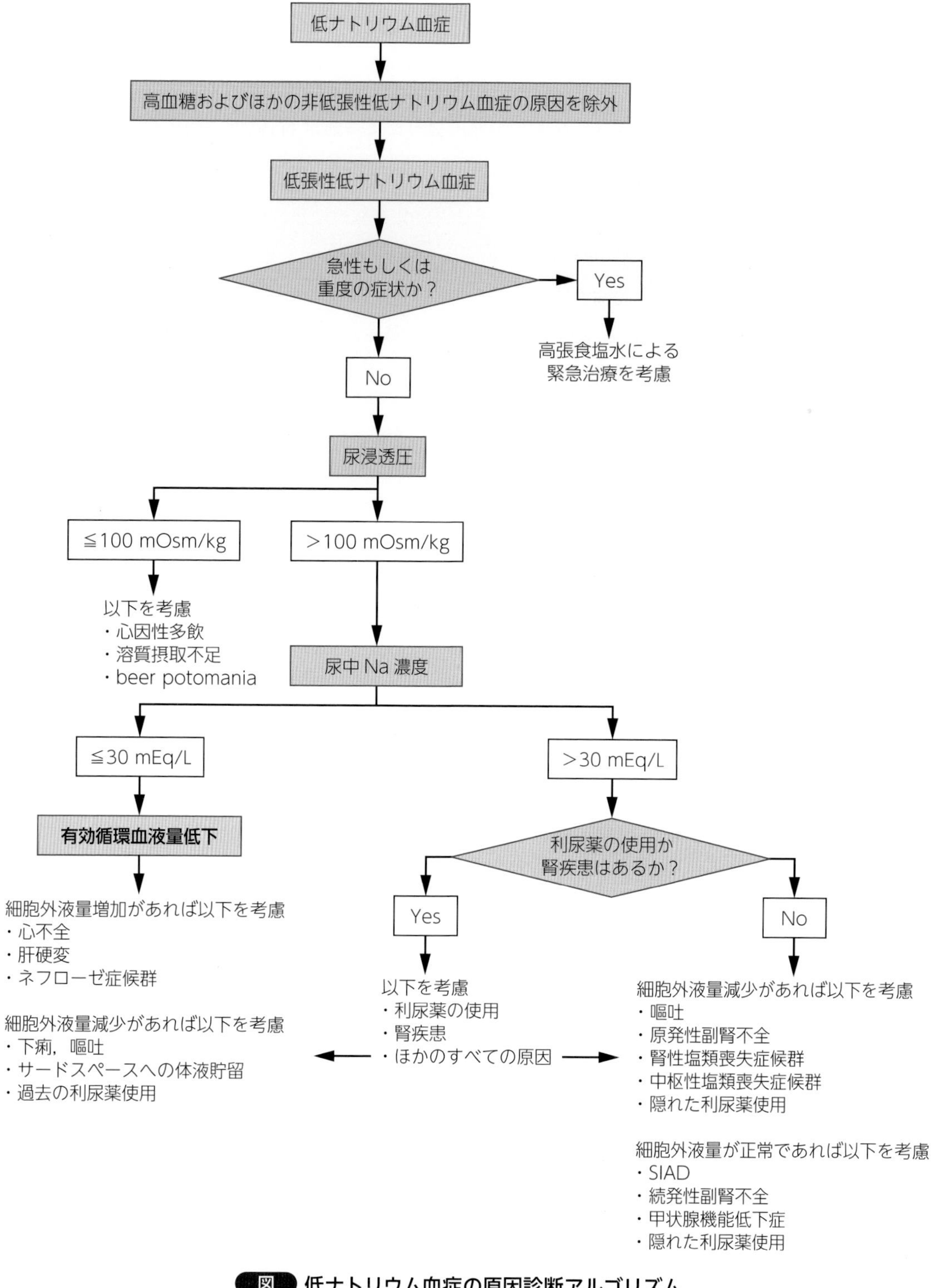


**図 低ナトリウム血症の原因診断アルゴリズム**

文献5より引用.

SIAD：syndrome of inappropriate antidiuresis

## ❸ 検査結果から考えられる適切な薬・治療

### ① 低ナトリウム血症

低ナトリウム血症により高度意識障害や痙攣などの重篤な症状をきたしている場合には，多くの場合下記に示す3％高張食塩水の投与による血清Na濃度の補正が行われます．

**【3％高張食塩水の作成方法】**

① 生理食塩水500 mLのバッグから100 mLを抜きとり，400 mLとする

② 10％塩化ナトリウム注射液120 mL（20 mLのアンプルを6本）を，①に混注する

**【3％高張食塩水の投与方法】**

重篤な症状（高度意識障害，痙攣など）がある場合，以下の方法で3％高張食塩水を投与する[5]．

① 3％高張食塩水150 mLを20分間かけて点滴静注する

② 血清Na濃度をチェックし，5 mEq/Lの上昇が得られるまで①をくり返す

③ 血清Na濃度が5 mEq/L上昇しても症状が改善しない場合，血清Na濃度が1時間あたり1 mEq/L上昇するように3％高張食塩水を投与する

なお，低ナトリウム血症の急激な補正は浸透圧性脱髄症候群の原因となるため，最初の24時間では補正幅を10 mEq/L以内，48時間では18 mEq/L以内に留めることが推奨されています[5]．補正中は，少なくとも4時間おきに血清Na濃度測定を行います．

### ② 高ナトリウム血症

循環血液量減少があれば，まずは細胞外液補充液の投与による初期蘇生を行います．続いて自由水欠乏量を推定し，5％ブドウ糖液や白湯の投与による自由水の補充を行います（自由水欠乏量の推定方法などの詳細については，他書を参照してください）．高ナトリウム血症の急激な補正は脳浮腫を起こすため，1日あたり10～12 mEq/L以内の補正に留めます[6]．

**ここがピットフォール：電解質＝ルーティン項目ではない！ オーダーする理由を考え，オーダーしたら結果を必ず確認する！**

筆者が医師として駆け出しの頃に，痙攣と意識障害のために介護老人保健施設から救急搬送された高齢の患者さんを診療する機会がありました．頭部CT検査，頭部MRI検査，そして髄液検査まで行っても筆者には原因がわからず，脳神経内科の医師にコンサルテーションをしたところ，「Naが低いですね．多分これが原因ですよ」と指摘され，そこではじめて，血清Na濃度が110 mEq/L台であることに気づきました．経口摂取不良のため，入所施設でNa濃度の低い輸液を長期間投与されていたことが原因だったようです．

何も考えずに採血検査のルーティン項目として血清Na濃度をオーダーし，しかも結果をちゃんと確認しなかったこと，余計な画像検査や侵襲的な検査を行い患者さんに負担をかけたこと，そして適切な治療を開始するのが遅れてしまったことを猛反省したのは，あれから10年以上経った今でも忘れません．

## 2) カリウム (K)

### ❶ 検査の意義，診断・治療における重要性

血清K濃度の異常は致死性不整脈の原因となるため，心電図異常をみたら血清K濃度を測定する，もしくはその逆で血清K濃度の異常をみたら心電図検査を行う必要があります．これは後述するCaやPの場合も同じです．

### ❷ 検査結果の解釈のしかた

血清K濃度の異常では，Kの摂取量（投与量），細胞内外でのKの移動，Kの排泄のいずれか1つもしくは複数に原因がある可能性を考えますが，Kの摂取量（投与量）の問題だけで血清K濃度の異常が起こることは稀であり，腎排泄の異常などほかの問題を合併している場合が多いと思われます．

**※偽性高カリウム血症**

採血時の陰圧のかけすぎなど手技の問題による溶血や，血小板血症で起こることがあります．

### ❸ 検査結果から考えられる適切な薬・治療

#### ① 低カリウム血症

心電図異常や筋力低下などの重篤な症状があり緊急性が高い場合には，経静脈的なK投与を行います．しかし，末梢静脈ルートからのK投与は静脈炎を起こすリスクがあることや，誤って急速投与を行うと致死性不整脈を招いたりすることから，緊急性がそれほど高くない場合には内服薬による投与を選択します．

**処方例（迅速な血清K濃度の補正が必要な場合）**

① 末梢静脈ルートからの投与
塩化カリウム 20 mEq (KCL注20 mEqキット「テルモ」20 mL) ＋生理食塩水500 mL
1時間かけて点滴静注 (必ず輸液ポンプを使用)

② 中心静脈ルートからの投与（広島大学病院高度救命救急センター・集中治療部の場合）
塩化カリウム 20 mEq (KCL注20 mEqキット「テルモ」20 mL) ＋生理食塩水20 mL
1時間かけて点滴静注 (必ずシリンジポンプを使用)
※①，②ともに，所属施設の投与方法の取り決めを必ず確認してください．

末梢静脈ルートからの投与では必ず輸液中のK濃度が40 mEq/L以下となるようにします．また，末梢静脈ルート，中心静脈ルートいずれの場合も，K投与量は1時間あたり20 mEq以内とし，投与中は心電図モニタリングとこまめな血清K濃度の確認を行います．

#### ② 高カリウム血症

低カリウム血症の場合と同様に，心電図異常を認める場合には迅速な対応が必要です．薬剤投与例は以下の通りですが，重症例ではKを迅速かつ十分に体外へ排泄するために，しばしば血液浄化療法が必要となります．

**処方例**

① Ca投与により心筋細胞の興奮性を抑制
グルコン酸カルシウム3.9 mEq（カルチコール®注射液8.5％ 10 mL）
2～3分間かけて静注
※血清K濃度を低下させる作用はないことに注意.

② グルコース・インスリン療法によりKを細胞内へ移行
10％ブドウ糖液 500 mL＋速効型インスリン（ヒューマリン®R注）10単位
1～2時間かけて点滴静注
※体内のKを排泄する作用はないことに注意.

③ Kの腎排泄を促進
フロセミド（ラシックス®注）20 mg
静注

上記のほかに，陽イオン交換樹脂の内服，β受容体刺激薬の吸入，重炭酸Naの静注も行われることがあります.

## 3）カルシウム（Ca）

### ❶ 検査の意義，診断・治療における重要性

正常では血清総Caの約50％が生理活性を有するイオン化Caとなっています．多くの救急外来やICUでは血液ガス分析装置が設置されており，イオン化Ca濃度を直接測定可能な場合もあります．イオン化Caは血液凝固カスケードに深くかかわっていることや，大量輸血によりクエン酸とイオン化Caが結合してその濃度が容易に低下することなどから，特に多発外傷などで大量出血をきたしている患者では，イオン化Ca濃度の測定は非常に重要です.

### ❷ 検査結果の解釈のしかた

採用されている測定単位が施設によって異なる場合があります（血清Ca濃度1 mmol/L＝2 mEq/L＝4 mg/dL）．正常時の血清イオン化Ca濃度は4.4～5.2 mg/dL（1.1～1.3 mmol/L）程度です．重症患者では，血清アルブミン濃度により補正した血清総Ca濃度や，そこから推定された血清イオン化Ca濃度の信頼性が乏しいとされており[7, 8]，可能な限り血清イオン化Ca濃度を直接測定する方がよいようです.

### ❸ 検査結果から考えられる適切な薬・治療

低カルシウム血症に対して迅速な補正が必要な場合には，以下のような薬剤が使用されます.

処方例
① グルコン酸カルシウム 3.9 mEq（カルチコール®注射液8.5％ 10 mL）
2～3分間かけて静注
② 塩化カルシウム 7.2 mEq（大塚塩カル注2％ 20 mL）
5～10分間かけて静注

## 4）マグネシウム（Mg）

### ❶ 検査の意義，診断・治療における重要性

血清Mg濃度は前述のNa，K，Caと比較すると日常診療で測定する頻度はそれほど多くありませんが，ICUでは20～60％の患者が低マグネシウム血症を合併しているとされています[9)]．また，低マグネシウム血症は低カリウム血症，低カルシウム血症の原因にもなり，これらの電解質異常を認める場合には血清Mg濃度を測定する必要があります．

### ❷ 検査結果の解釈のしかた

低マグネシウム血症では，血清Mg濃度が1.2 mg/dLを下回るまでは無症候性であることが多いとされています[9)]．また，血清Mg濃度そのものよりも，欠乏が進む速さの方が症状の出現にかかわっているともいわれています．

### ❸ 検査結果から考えられる適切な薬・治療

症候性の低マグネシウム血症に対する緊急治療では，経静脈的なMg投与が行われます．また，torsade de pointesや子癇発作，気管支喘息重積発作などでは，低マグネシウム血症がない場合でも経静脈的なMg投与が有効な場合があります．いずれにおいても，急速静注は血圧低下をきたすため，5～10分間程度かけて緩徐に静注するか，数時間～24時間かけて点滴静注を行います．

処方例（不整脈や痙攣などの重篤な症状がある場合）
・硫酸マグネシウム 20 mEq（硫酸Mg補正液 1 mEq/mL 20 mL）
5～10分間かけて静注
※静注用マグネゾール®は子癇の発症抑制および治療の場合にのみ保険適用．

## 5）リン（P）

### ❶ 検査の意義，診断・治療における重要性

Mgと同様，救急外来やICUで頻繁に測定する項目ではありませんが，ICUでは30％の患者が低リン血症を合併しているとされています[3)]．また，低リン血症は呼吸筋や心筋の収縮力低下と関連しており[3)]，人工呼吸器離脱失敗との関連も示唆されています[10)]．

### ❷ 検査結果の解釈のしかた

低リン血症では，特に重度（血清P濃度＜1.0 mg/dL）の場合に症状が出現することが多いとされています[3)].

### ❸ 検査結果から考えられる適切な薬・治療

症候性の低リン血症の場合は，経静脈的なPの投与を行います．

**処方例**

**〔症候性の低リン血症，もしくは重度（血清P濃度 ＜1.0 mg/dL）の低リン血症の場合〕**

・リン酸水素ナトリウム・リン酸二水素ナトリウム 10 mmol
（リン酸Na補正液0.5 mmol/mL 20 mL）＋生理食塩水 100 mL
1時間以上かけて点滴静注
※CaやMgを含む輸液と混合すると沈殿するため注意．

## 2 逸脱酵素

### ● クレアチンキナーゼ（CK）

#### ❶ 検査の意義，診断・治療における重要性

クレアチンキナーゼ（CK），またはクレアチンホスホキナーゼ（CPK）は，横紋筋・平滑筋に含まれる酵素の一種です．CKは**表2**に示すようなさまざまな病態で上昇を認めますが，初期には無症状のこともあり，血清CK濃度の上昇が診断のきっかけとなる症例をときに経験します．

#### ❷ 検査結果の解釈のしかた

CKの基準値は男性 59～248 U/L，女性 41～153 U/L です．

CKにはCK-MM（骨格筋由来），CK-MB（心筋由来），CK-BB（脳・平滑筋由来）の

**表2** CK上昇をきたす疾患

| 横紋筋融解症 |
|---|
| ・外傷（挫滅症候群）<br>・労作（激しい運動，痙攣）<br>・筋組織の低酸素（動脈閉塞）<br>・感染症（インフルエンザ，レジオネラ）<br>・体温異常（熱中症，悪性高熱症，低体温症）<br>・電解質異常（低ナトリウム血症，低カリウム血症，低カルシウム血症，低リン血症）<br>・薬剤（スタチン，フィブラート），アルコール |
| 甲状腺機能低下症 |
| 急性心筋梗塞 |
| 炎症性筋疾患 |
| 筋ジストロフィー |

文献11，12を参考に作成．

3種類のアイソザイムがあります．正常血清中のCKはほとんどがCK-MMであり，CK-MBは5～6％以下，CK-BBは1～2％以下です．

このうちCK-MBは，急性冠症候群の診断もしくは除外を行いたい場合に測定されることが多いと思われます．しかし，急性冠症候群の診断においてCK-MBの感度・特異度はトロポニン（T，I）よりも低いため，トロポニンが測定可能であれば，急性冠症候群の診断にはCK-MBではなくトロポニンを使用することが推奨されています[13]．

横紋筋融解症の場合には，血清CK濃度＞5,000 U/Lでミオグロビンによる急性腎障害のリスクが上昇するとされています[14]．

### ❸ 検査結果から考えられる適切な薬・治療

血清CK濃度上昇の根本的な原因となっている疾患の治療が必要です．それに加えて，横紋筋融解症の場合には，急性腎障害を予防する目的で尿量確保のための大量輸液や尿のアルカリ化が行われる場合がありますが，その有効性に関しては質の高いエビデンスに乏しいのが現状です．

## おわりに

救急外来やICUにおいて，電解質や逸脱酵素は頻繁に測定する項目です．しかし，決して「ルーティン」として測定するのではなく，測定の必要性や結果に応じた対処についてしっかり考えながら，オーダーを組み立てるようにしましょう．

### 引用文献

1）沼部敦司：電解質異常．日本内科学会雑誌，101：1698-1707，2012

2）Diercks DB, et al：Electrocardiographic manifestations：electrolyte abnormalities. J Emerg Med, 27：153-160, 2004（PMID：15261358）

3）Gaasbeek A & Meinders AE：Hypophosphatemia：an update on its etiology and treatment. Am J Med, 118：1094-1101, 2005（PMID：16194637）

4）Funk GC, et al：Incidence and prognosis of dysnatremias present on ICU admission. Intensive Care Med, 36：304-311, 2010（PMID：19847398）

5）Spasovski G, et al：Clinical practice guideline on diagnosis and treatment of hyponatraemia. Eur J Endocrinol, 170：G1-47, 2014（PMID：24569125）

6）Lindner G & Funk GC：Hypernatremia in critically ill patients. J Crit Care, 28：216.e11-216.e20, 2013（PMID：22762930）

7）Byrnes MC, et al：A comparison of corrected serum calcium levels to ionized calcium levels among critically ill surgical patients. Am J Surg, 189：310-314, 2005（PMID：15792757）

8）Steele T, et al：Assessment and clinical course of hypocalcemia in critical illness. Crit Care, 17：R106, 2013（PMID：23734769）

9）Noronha JL & Matuschak GM：Magnesium in critical illness：metabolism, assessment, and treatment. Intensive Care Med, 28：667-679, 2002（PMID：12107669）

10）Alsumrain MH, et al：Association of hypophosphatemia with failure-to-wean from mechanical ventilation. Ann Clin Lab Sci, 40：144-148, 2010（PMID：20421625）

11）Moghadam-Kia S, et al：Approach to asymptomatic creatine kinase elevation. Cleve Clin J Med, 83：37-42, 2016（PMID：26760521）

12）Bosch X, et al：Rhabdomyolysis and acute kidney injury. N Engl J Med, 361：62-72, 2009（PMID：19571284）

13）日本循環器学会，他：急性冠症候群ガイドライン（2018年度改訂版）．2019
https://www.j-circ.or.jp/old/guideline/pdf/JCS2018_kimura.pdf

14）Brown CV, et al：Preventing renal failure in patients with rhabdomyolysis：do bicarbonate and mannitol make a difference? J Trauma, 56：1191-1196, 2004（PMID：15211124）

Profile

**大木伸吾**（Shingo Ohki）

広島大学大学院 医系科学研究科 救急集中治療医学
早いもので，広島に住みはじめて丸5年が過ぎました．九州出身の私ですが，カープやお好み焼きがない生活が考えられなくなっています．当施設には，広島県内外から多くの先生が数カ月～1年程度の短期研修に来られていますので，見学のご相談など，ぜひお気軽にお問い合わせください．

**志馬伸朗**（Nobuaki Shime）

広島大学大学院 医系科学研究科 救急集中治療医学
詳細はp.2965参照．

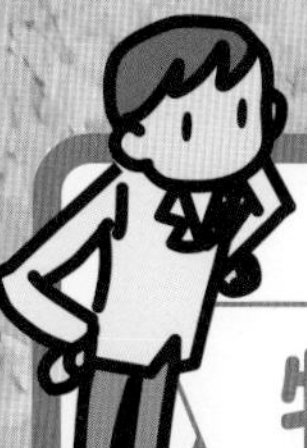
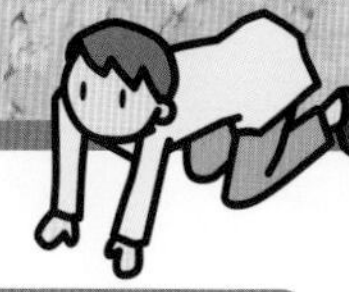

# レジデントノート

## 特集関連バックナンバーのご紹介

### 2020年9月号(Vol.22 No.9)

**ICUの機器を使いこなそう**
そのアラーム音は緊急か？
異常を逃さず、
適切に介入するためのキホン

古川力丸，石川淳哉／編
定価 2,000円＋税
ISBN 978-4-7581-1649-7

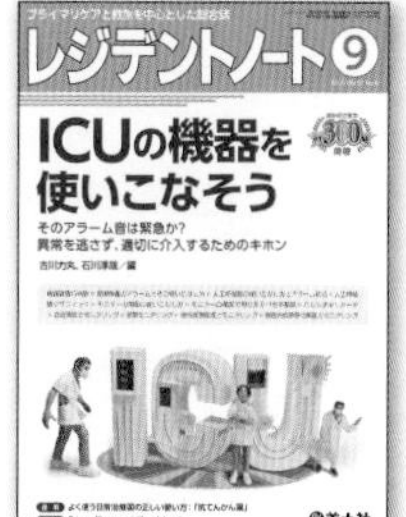

・各項目のアラーム対応一覧がよくまとまっていて参考になりました．
・「攻めのアラーム」の考え方は新鮮であり非常に興味深く思いました．

### 2019年4月号(Vol.21 No.1)

**検査を病棟で上手に使おう！**
ルーチン検査を使った
症候ごとの確定診断の進め方

原田　洸，西村義人，
大塚文男／編
定価 2,000円＋税
ISBN 978-4-7581-1623-7

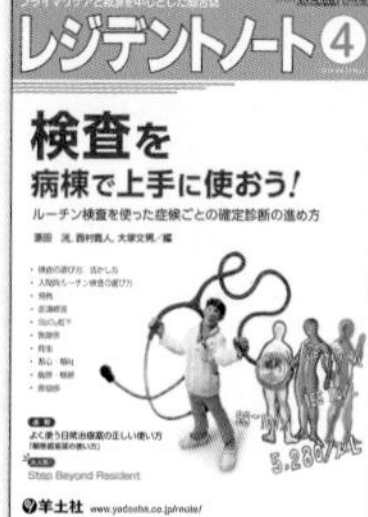

・医学書で保険点数の記載を見かける機会が少なかったため，大変参考になりました．
・症候・症状ごとに，出すべき検査および鑑別疾患がまとめられている点が知識の整理によかったです．

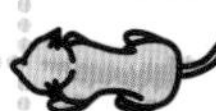

### 2018年10月号(Vol.20 No.10)

**肝機能検査、いつもの読み方を見直そう！**
症例ごとの注目すべきポイントが
わかり、正しい解釈と診断ができる

木村公則／編
定価 2,000円＋税
ISBN 978-4-7581-1614-5

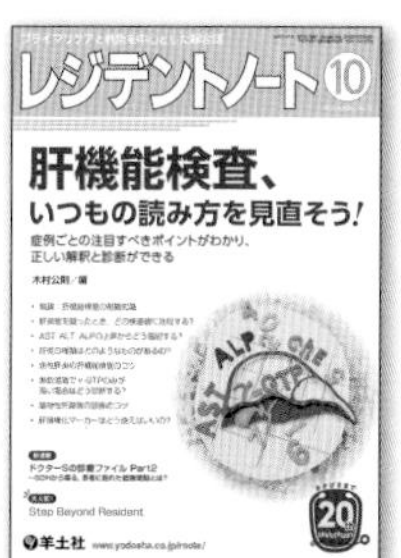

・肝機能検査異常は健診異常でもよく見かける内容であり，いままでのやり方でよかった点，悪かった点がはっきりと見直せてよかったです．
・基礎知識から実践的な内容まで，スタンダードな内容が充実していて非常によかった．

### 2018年7月号(Vol.20 No.6)

**血液ガスを各科でフレンドリーに使いこなす！**
得られた値をどう読むか？
病態を掴みとるためのコツを
ベストティーチャーが教えます！

古川力丸，丹正勝久／編
定価 2,000円＋税
ISBN 978-4-7581-1610-7

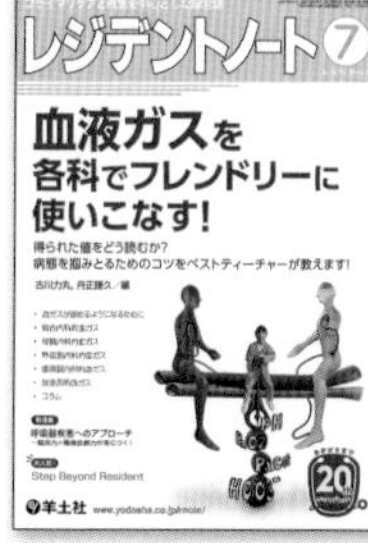

・科別に分かれた内容で，研修医がそれぞれの診療科を回っている時に参照しやすい内容であると感じました．
・症例を通した思考過程がはっきりとわかって，とても読み応えがありました．

**特集とあわせてご利用ください！**

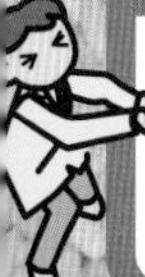

詳細は www.yodosha.co.jp/rnote/index.html

最新情報もチェック ➡ residentnote 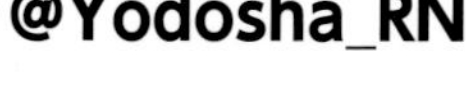

発行 羊土社

# 連載も充実！

総合診療で必要なあらゆるテーマを取り上げています！

忙しい診療のなかで
必要な知識を効率的に
バランスよくアップデートできます！

## 聞きたい！知りたい！薬の使い分け

日常診療で悩むことの多い治療薬の使い分けについて，専門医や経験豊富な医師が解説します！
患者さんへの説明のコツも伝授！

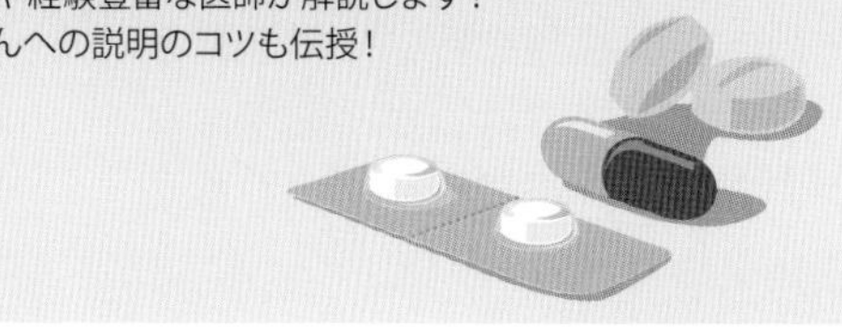

## ガイドライン早わかり

（横林賢一，渡邉隆将，齋木啓子／編）

総合診療医が押さえておくべき各種ガイドラインのポイントをコンパクトにお届けします！

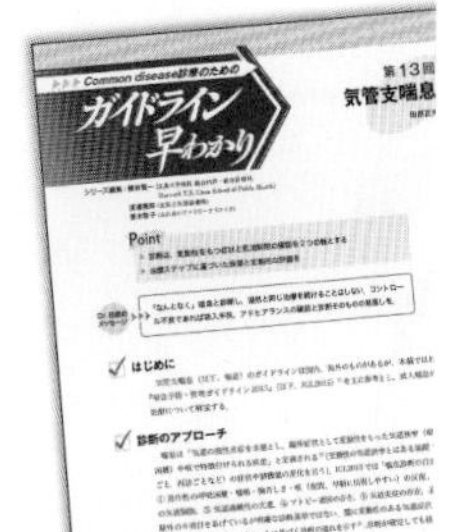

## なるほど！使える！在宅医療のお役立ちワザ

在宅医療の現場で役立つツールや，その先生独自の工夫など，明日からの診療に取り入れたくなるお役立ちワザをご紹介！

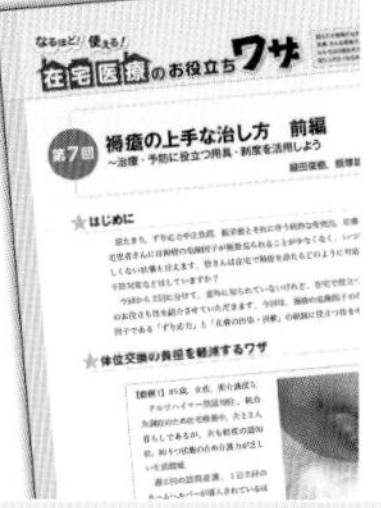

## 誌上EBM抄読会

**診療に活かせる論文の読み方が身につきます！**

（南郷栄秀，野口善令／編）

エビデンスを知っているだけでなく，現場での判断にどう活かしていくか，考え方のプロセスをご紹介します．実際のEBM抄読会を誌上体験！

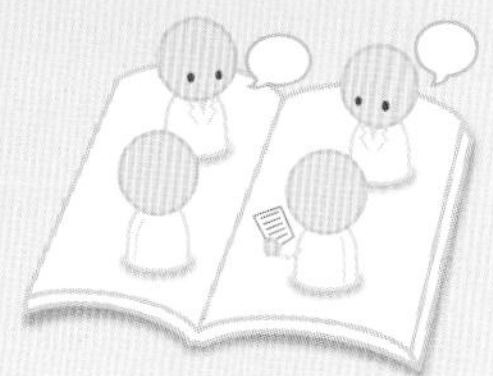

## 赤ふん坊やの「拝啓　首長さんに会ってきました☆」

**～地域志向アプローチのヒントを探すぶらり旅～**

（井階友貴／執筆）

あなたのまちの首長さんは，地域の医療・健康課題，そして総合診療にどんな思いをもってるの？ 一福井県高浜町のご当地ゆるキャラ「赤ふん坊や」が全国を旅して聞いちゃいます！“地域を診る”ヒントが見つかるかも☆

## 地域医療へのきっぷ 私の資格取得エピソード

プライマリ・ケア医として地域で活動するうえで，頼れるアイテムの一つに資格があります．さまざまな資格がありますが，それぞれが活躍するための切符になります．資格を得て活躍している方のお話を聞いてみましょう！

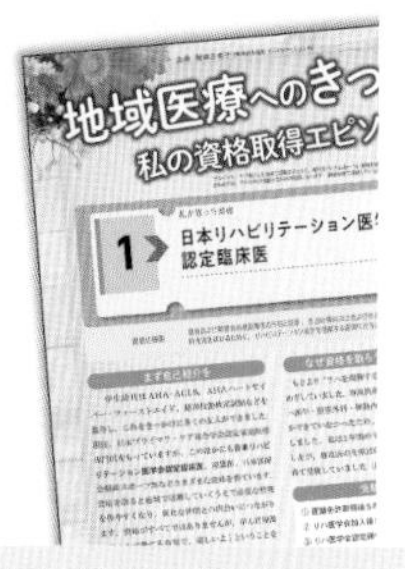

## 思い出のポートフォリオを紹介します

印象に残ったポートフォリオの実例を難しかった点・工夫した点などにフォーカスしてご紹介いただくコーナー．ポートフォリオ作成・指導のヒントに！

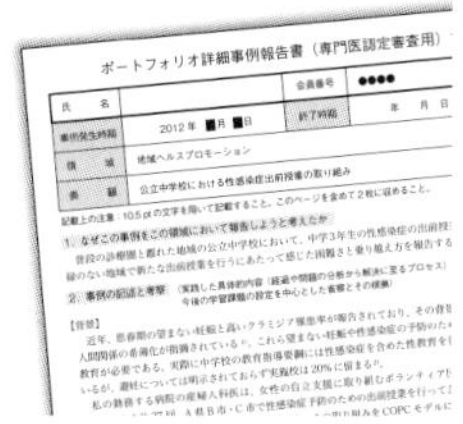

## 世界の医療事情

海外に滞在経験のある医療従事者の方々に，各国の医療事情に関連する体験を気軽に読めるレポートとしてご紹介いただきます．

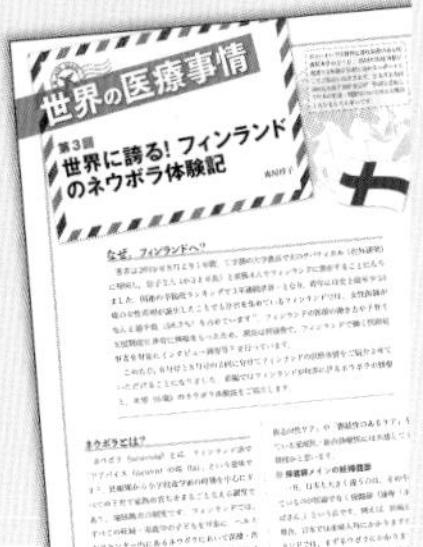

**詳細は web で！**

➡ www.yodosha.co.jp/gnote/

〈最新情報は SNS でも発信しています!〉

gnoteyodosha　@Yodosha_GN　gnote_yodosha

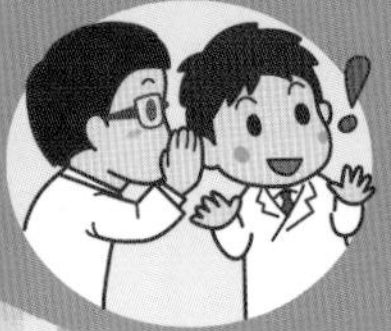

臨床検査専門医がコッソリ教える…

# 検査のTips!

シリーズ編集／五十嵐 岳（聖マリアンナ医科大学 臨床検査医学講座）

## 第47回　病理診断はいつも完璧!?

下　正宗

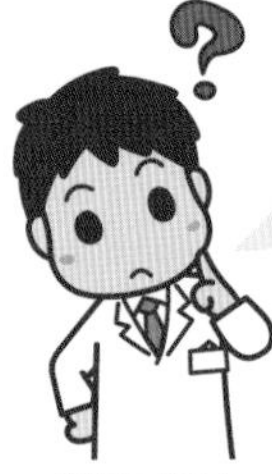
研修医 臨くん

先生，先日指導医と一緒に担当患者さんの内視鏡検査を行い，早期胃がんを強く疑ったので生検したのですが…病理報告書では「がん細胞はなし」との報告だったのです．申し訳ないのですが，正直納得がいかなくて…こういう場合はどうしたらよいのでしょうか！?

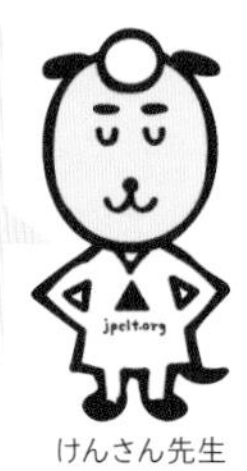
けんさん先生

なるほど，そういう話だったんだね．先程，指導医の先生からもご相談いただいて，標本の「深切り」をしてみたところだよ．初回標本は間違いなく「がん細胞はなし」だったけれども…先生も少々気になる点があるので，標本を一緒に見てみない！?

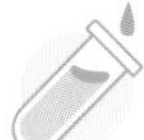

## 解説

### ● そもそも，病理組織標本はどうやって作成されているのか…知ってる?

意外と知らない読者も多いのでは？ と思い，表にまとめてみたよ．①～②は「組織の保存状態が診断に大きく影響する工程」なので，臨床の先生方に知っていてもらえると嬉しいね．③～⑦は病理検査室における作業で，それらの工程が終了してはじめて，病理医であるわれわれのところに組織標本がまわってくるんだ．

**表　病理組織標本作成の流れ**

| | |
|---|---|
| ① 検体採取 | 臨床各科で組織を採取 |
| ② 固定 | 乾燥する前に組織をホルマリンに浸漬（固定液の量は組織の10倍以上が目安．量が少ないと固定できないよ） |
| ③ 切り出し | 顕微鏡で観察する部位をトリミング |
| ④ 包埋 | 生体内の水分をパラフィンに置換して固める作業．通常一昼夜かかる．病理組織検査の律速段階ともいえる作業 |
| ⑤ 薄切 | ミクロトームという装置で顕微鏡観察用に切る |
| ⑥ 染色 | さまざまな染色液で組織に色をつけて観察しやすくする |
| ⑦ 封入 | 染色した組織が乾燥しないように組織を液体に浸しカバーガラスをかける |
| ⑧ 鏡検 | できた標本を病理医が観察 |

### ● 内視鏡標本の場合は？

実際の工程を説明していこう．一般に消化器内視鏡検査では生検鉗子で2～3 mmくらいの検体を採取するよね．これをすぐに10～20％中性緩衝ホルマリンに浸漬し「固定」する．「固定」とは，組織に一定の硬さを与え防腐処置をして，生検した組織の構造を保持すること．この固定組織をさまざまな工程を通してパラフィン（蝋）に埋め込み（包埋し），固めてブロックを作成しているんだ．このブロックを，ミクロトームというカンナのような器具を用いて薄く切り，3～5 μmの薄切組織を作成，再度さまざまな工程を通して顕微鏡で観察する標本ができあがるんだ．

なお，**標本はブロックの片側から切り出される**．なので，**5 μmの厚さで10枚切ったとして**

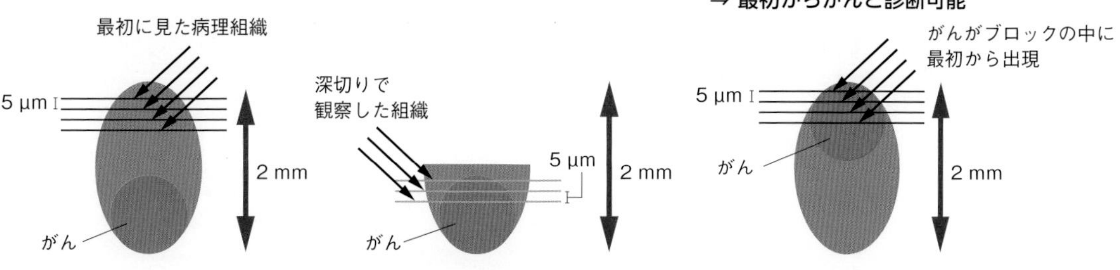


**図** 病理組織標本の観察部位

**も，50 µm（0.05 mm）しか観察しない**ことになってしまう．もし，**2 mmの検体をすべて確認するのであれば，400枚の標本作製と観察が必要になってしまうよ．**

### ●「深切り」ってなに？

冒頭で「少々気になる点がある」と述べたのはこの点で，標本の浅い部分しか見ていない可能性を疑ったんだ（図A）．なので，**「深切り」を技師さんに依頼して，より深い部分の薄切標本をどんどん作製してもらったら…初回標本から1 mm深いところよりがん細胞が認められた**（図B）．図Cのように包埋時に組織が反転していれば今回の出来事はなかったと思うけど，2 mmの検体の標本を向きを間違えずに作製するのは難しい．これは内視鏡検査を行った指導医の先生のファインプレイだね．というのも，指導医の先生は以前に病理をローテートしていて，私たちとも顔馴染みの「病理組織検査の方法論を熟知」した先生だったんだよ！

**われわれも努力しているんだけれど，病理も検査も「100％完璧な結果！」は非常に難しいんだ．なので，臨床医とのコミュニケーションをとることで診断精度を上げるのがとても大切だと考えているよ．みんなも疑問があれば病理医や検査医に相談してみてね！**

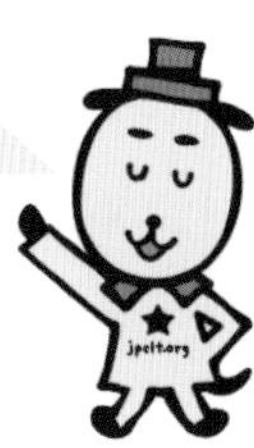


**参考文献**

1）「臨床医・初期研修医のための病理検査室利用ガイド」（笹野公伸，他/編），文光堂，2004


※日本臨床検査医学会では，新専門医制度における基本領域の1つである臨床検査専門医受験に関する相談を受け付けています．専攻医（後期研修医）としてのプログラム制はもちろん，一定の条件を満たすことができれば，非常勤医師や研究生としてカリキュラム制でも専門医受験資格を得ることが可能です．専攻した場合のキャリアプランならびに研修可能な施設について等，ご相談は以下の相談窓口までお気軽にどうぞ！！
日本臨床検査医学会 専門医相談・サポートセンター E-mail：support@jslm.org

※連載へのご意見，ご感想がございましたら，ぜひお寄せください！ また，「普段検査でこんなことに困っている」「このコーナーでこんなことが読みたい」などのご要望も，お聞かせいただけましたら幸いです．rnote@yodosha.co.jp

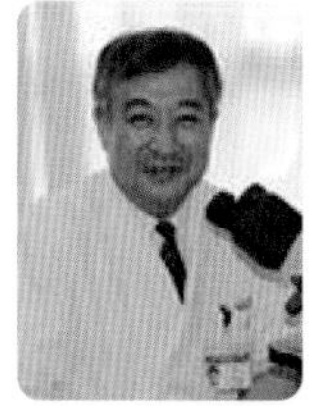

今月のけんさん先生は…
東葛病院の下 正宗でした！ 実はこの症例，私が病理レジデントのときに「絶対がんがいるはずだよ」と深切りを強引に要求してきたベテラン医師との思い出の症例なのです．皆さんも「コミュニケーションがとれる臨床検査医」をめざしてみませんか？



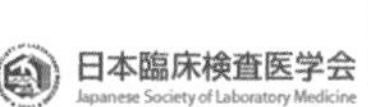


日本臨床検査専門医会

臨床検査専門医を
目指す方へ

基本検査所見

# 症例から深める Basic Lab

Clinical Laboratory Problem Solving

シリーズ編集／濱口杉大（福島県立医科大学 総合内科）

何となくで出しがちな基本検査，その所見を症例の流れからどう解釈するか？ 総合内科医の目のつけどころを紹介します．

## 第11回 神経性食思不振症で入院中に全身管理目的に紹介となった女性の一例（その1）

下谷陽子

### 症例

40歳代半ばの女性.

20歳代のころに摂食障害を発症，その他に既往歴なし．30歳ごろから摂食障害で近医精神科クリニックに通院していたが，数年後に通院を自己中断．その後は未治療で，自宅で食べ吐きをくり返していた．入院4カ月前より希死念慮が出現し，家族に「死にたい」と漏らすようになった．入院1カ月前からはほとんど何も食べていない状態だった．自宅で体動困難となり家族が救急要請し，近医総合病院に搬送され入院した．

来院時，意識障害と著明な低血糖（10 mg/dL），肝機能障害（AST 254 IU/L，ALT 118 IU/L，LDH 338 IU/L）を認め，血糖補正で意識は回復した．同院での全身管理が難しいため翌日に当院転院となった．

内服歴なし．生活歴は，家族と同居，飲酒歴・喫煙歴なく，無職であった．家族歴では父方祖母がうつ病で精神科通院歴があった．

当院入院時，意識レベルは会話可能，血圧66/44 mmHg，心拍数80回/分・整，体温36.9℃，$SpO_2$ 98％（室内気），血糖20 mg/dL．るいそう著明（BMI 8程度）で，治療拒否が強い状態だった．神経性食思不振症，重症低栄養状態として，精神科が併診のうえで救急科HCUに入院となった．ブドウ糖液の点滴静注，経管栄養が少量（2 kcal/kg）より開始された．

第10病日，全身状態安定のためHCU退室となったが，引き続き全身管理が必要な状態であり，当科にコンサルトされ，精神科併診のうえ，当科入院とした．

当科初診時の身体所見は以下の通りであった．

全身状態 慢性るいそう様，身長149 cm，体重19.7 kg，BMI 8.8，意識清明，血圧75/88 mmHg，脈拍数66回/分 整，体温37.1℃，$SpO_2$ 98％（室内気）.

るいそう著明，眼瞼結膜蒼白なし，眼球結膜黄染なし，頸部リンパ節腫脹なし，甲状腺腫大なし，呼吸音左右差なし・清，心音整・心雑音なし，腹部平坦・軟，腸蠕動音低下，圧痛なし，血管雑音あり，四肢に浮腫なし，皮膚は乾燥著明で両上肢に紫斑あり，左前腕にリストカット痕を認めた．

血液検査所見：白血球13,200/μL（好中球91％，リンパ球4％，異型リンパ球1％，単球4％），赤血球289×$10^4$/μL，Hb 8.0 g/dL，Ht 23.2％，網赤血球1.44％，MCV 80.3 fL，血小板156万/μL，PT-INR 1.38，aPTT 47.3秒，AST 79 IU/L，ALT 46 IU/L，LDH 308 IU/L，γ-GTP 201 IU/L，ALP 933 IU/L，BUN 32 mg/dL，Cr 0.52 mg/dL，Na 126 mEq/L，K 4.0 mEq/L，Cl 93 mEq/L，Ca 7.3 mg/dL，P 2.0 mg/dL，Mg 1.2 mEq/dL，CRP 3.83 mg/dL，BNP 209.8 pg/mL．

胸部X線で右下肺野に浸潤影を，胸部CTでは右肺S10に浸潤影を認めた．心電図は正常洞調律．喀痰グラム染色はWBC＋，polymicrobial patternだった．

# 解説

神経性食思不振症の患者ではさまざまな内科的プロブレムが起きることが多く，総合内科に全身管理を依頼されることもよくある．神経性食思不振症以外にも高齢者やアルコール依存症の患者では低栄養状態にあることもしばしばで，同様のマネジメントが必要になることを経験する．

神経性食思不振症患者では低栄養状態を反映して低蛋白血症・低アルブミン血症を認めることが多いが，感染症やその他の炎症性疾患でも低アルブミン血症を生じるため，そのような炎症の有無に注意する．また，神経性食思不振症患者では，自己嘔吐や嚥下機能低下により誤嚥性肺炎を起こすことが多い．本症例でも誤嚥性肺炎と思われる肺炎を認めた．

電解質異常に関しては，主に摂取不足により，低ナトリウム血症，低カリウム血症，低リン血症，低マグネシウム血症などをきたすことがある．またビタミン（ビタミン$B_1$，ビタミン$B_{12}$，葉酸）や微量元素（亜鉛，銅など）欠乏を伴うことも多い．

## 1）リフィーディング症候群

低リン血症はリフィーディング症候群のリスクであり積極的に補正する必要がある．その他のリフィーディング症候群のリスクを**表1**にあげる．

**表1 リフィーディング症候群の高リスク**

| |
|---|
| **以下の項目を1つ以上満たす患者** |
| ・BMI＜16 |
| ・3～6カ月以内に15％以上の体重減少 |
| ・10日以上ほとんど栄養を摂取していない |
| ・栄養前のK，P，Mgが低値 |
| **以下の項目を2つ以上満たす患者** |
| ・BMI＜18.5 |
| ・3～6カ月以内に10％以上（15％未満）の体重減少 |
| ・5日以上ほとんど栄養を摂取していない |
| ・アルコール・薬物乱用 |

文献1より引用．

リフィーディング症候群は，飢餓状態の患者に新たに栄養を開始した際に体内の過剰な同化反応から生じる致死的な合併症の総称である．リフィーディング（再栄養）が行われると糖負荷によりインスリン分泌が増加することでグルコースやリンを含めた電解質が細胞内に移動する．低リン血症により，組織の低酸素，心機能障害，横隔膜の収縮低下による呼吸不全，溶血，横紋筋融解症，痙攣などが起こる．また糖（炭水化物）の摂取から代謝産物である水が増加することで，低ナトリウム血症が生じ，それを補うために腎臓でのナトリウムの再吸収が増加し，細胞外液の増加から浮腫と心不全がみられる．チアミン（ビタミン$B_1$）欠乏も重要で，Wernicke脳症・Korsakoff症候群や高拍出性心不全，代謝性アシドーシス（チアミンは炭水化物の代謝の補酵素になっているため）を引き起こす．

## 2）低リン血症

リンは骨形成，細胞膜形成，ATP・核酸合成，酵素活性（赤血球内の2,3-GDPと酸素の結合促進），酸塩基平衡とさまざまな作用がある．リンはカルシウムと同様にほとんどが骨に存在し（85％），細胞外のリンは有機リン（リン酸）と無機リン（カルシウム・ナトリウム・マグネシウムイオンなどと結合）に分かれ，血清リンはこの無機リンを測定しているため，体内総リン量の1％程度である．人は毎日，食事から1g程度のリンを摂取し，その2/3が腸管から吸収され，余剰なリンは腎臓から排泄される．

低リン血症の機序としては，以下の4つを考える．

- ① 吸収低下：低栄養（神経性食思不振症，アルコール依存症，高齢者など），慢性下痢，ビタミンD欠乏・作用低下．
- ② 分布による低下：リンはインスリンとともに細胞内に移動する（リフィーディング症候群，糖尿病性ケトアシドーシスからの回復期，グルコースインスリン療法）．呼吸性アルカローシスも細胞内へリンを移動させる．
- ③ 腎排泄の亢進：急性腎障害の回復期（利尿期）では一時的にリン排泄が増加する．副甲状腺刺激ホルモン（parathyroid hormone：PTH）やPTH関連蛋白は近位尿細管でのリンの再吸収を阻害するため，Fanconi症候群や尿細管性アシドーシスなどの近位尿細管障害でもリンの再吸収が低下する．
- ④ 偽性低リン血症（血中の各物質が測定器におけるリン測定に干渉してしまう）：マンニトール使用中，多発性骨髄腫，総ビリルビン上昇，急性白血病など．

神経性食思不振症の患者では血球異常を認めることも多い．貧血が最も多いが，白血球減少や血小板減少も生じる．脱水が併存していることも多く，初診時には過小評価されている可能性もある．鉄やビタミン・微量元素の欠乏も関連するが，これらが正常値であっても血球異常が生じることがあり，神経性食思不振症自体で骨髄機能低下をきたすと考えられる[2)]．長期的になるが栄養状態の改善とともに回復する．

### 症例の続き

本症例はBMI低値で入院時より低リン血症，低マグネシウム血症が存在し，リフィーディング症候群の高リスクであった．経静脈的にリンとマグネシウム，マルチビタミン，微量元素の補充を行った．リフィーディング症候群に伴う不整脈や呼吸・循環不全を早期に検出するためモニター装着し，経管栄養は1週間ごとに100～200 kcal/日ずつ増量した．

貧血に関しては，reticulocyte index（網赤血球数指数）0.4％，トランスフェリン飽和度41％，フェリチン242 ng/mLであり，慢性炎症に伴う貧血を考えた．また亜鉛欠乏があり，銅欠乏は認めず，葉酸・ビタミン$B_{12}$に関してはすでにマルチビタミン剤が投与されてしまっており測定は行わなかったが，補充を継続した．誤嚥性肺炎に対しては抗菌薬投与を行った．

さらに前医入院時よりAST優位の肝酵素上昇と胆道系酵素上昇を認めていた．
〔当科初診時（再掲）：AST 79 IU/L，ALT 46 IU/L，LDH 308 IU/L，γ-GTP 201 IU/L，ALP 933 IU/L〕

## 解説

神経性食思不振症患者では12～41％に肝機能障害を認める．若年（30歳以下），低BMI（12以下），男性がリスク因子で，BMI低下に至るまでの期間が短い方が起こりやすく，最も体重が低いときに最も肝酵素が高くなる傾向がある．

神経性食思不振症や低栄養状態の患者で肝機能障害をみたときには，一般的な肝機能障害の鑑別（ウイルス性肝炎，薬剤性，甲状腺機能異常，自己免疫性肝障害）のほかに，**飢餓による肝炎（starvation-induced hepatitis）とリフィーディング症候群による肝障害**を考える[3]（表2）．

starvation-induced hepatitisとリフィーディング症候群による肝障害の鑑別は比較的難しく，前者は栄養の改善を，後者は栄養投与量を減少させることを必要とする．栄養開始後に肝障害が増悪した際に，starvation-induced hepatitisの自然経過なのか，リフィーディング症候群が生じたのか判断が難しいことがある．リフィーディング症候群は重篤となるため，実際は栄養開始後に肝機能が悪化した場合，一時的に栄養の投与量や速度をゆっくりにしながら様子をみることが多い．

### 症例の続き

B・C型肝炎，HIV，甲状腺機能異常は否定的であり，疑わしい薬剤投与もなかった．本症例では前医入院時から肝機能異常があったものの入院後は徐々に改善してきており，エコー検査では脂肪肝様の変化は認めなかったことから，どちらかというとリフィーディング症候群ではなくstarvation-induced hepatitisと考えた．慎重に経管栄養の投与量を漸増する方針とした．凝固異常も認めたが，肝障害や低栄養に伴うビタミンK低下の影響と考えた．

また本症例ではBNP 209.8 pg/mLと，BNP高値も認めた．

表2 starvation-induced hepatitisとリフィーディング症候群による肝障害の比較

| | 飢餓による肝炎<br>(starvation induced hepatitis) | リフィーディング症候群による<br>肝障害 |
|---|---|---|
| 機序 | 明確にはわかっていないが，飢餓によるオートファジー※4)，肝血流低下による虚血性肝炎，門脈圧低下による肝細胞の低酸素が考えられている．ヘモグロビン合成障害や鉄利用障害による肝内鉄沈着，カルニチン欠乏，ビタミン欠乏および低血糖の影響もあるといわれている | リフィーディング症候群による多臓器障害の1つ．過剰な栄養による肝臓への脂肪沈着や，栄養失調による肝細胞のアポトーシスが原因とされる |
| 出現時期 | 栄養投与開始後2～5日でピークを迎え20～40日で正常化することが多い | 栄養投与を開始して数週間後に起こることがある |
| 画像 | 肝臓サイズは正常～やや小さくなる | 肝臓サイズはやや腫大し脂肪肝様になる |
| 病理 | オートファゴソーム（自食胞）がみられることがある | 中等度の門脈周辺の炎症細胞浸潤，肝細胞風船化，脂肪肝，グリコーゲン沈着の増加がみられる |
| 治療 | 栄養状態を改善させること | 栄養投与量減量や，投与量増加速度を減少させることで改善する |
| その他 | 低血糖は重症肝不全を示唆している可能性がある（グリコーゲン蓄積が減り糖新生が障害されるため） | — |

※オートファジー：自食作用・自己貪食の意味で，この場合は飢餓状態に反応して細胞死が起こるようにあらかじめプログラムされていること．

表3 BNPを上昇させる因子

- 高齢者：テストステロン低下，腎機能低下などと関与
- 女性：テストステロン低下と関与
- 貧血：BNPの代謝を阻害
- BMI＜25：BNPは脂肪で代謝されるため
- 虚血性心疾患，大動脈狭窄症，肥大型心筋症，心房細動
  ：左室に負荷がかかるため，心房からも少量BNPが分泌される
- 肺高血圧，肺塞栓：右室に負荷がかかるため（左心不全に比べてBNP上昇は軽度）
- 甲状腺機能亢進症，敗血症，急性呼吸促迫症候群：心負荷＋サイトカインによるBNP上昇
- 腎機能障害：BNPの排泄が低下（特にNT-proBNPが上昇する）

# 解説

BNPは現在では多くの施設で即日結果が出る検査所見であり，Basic Labの1つとして取り上げたい．

BNP（brain natriuretic peptide：脳性ナトリウム利尿ペプチド）は心臓から分泌されるホルモンで，通常の状態ではほとんどが心室由来である．心室に圧負荷や虚血によりストレスが加わるとpre-proBNPの合成が開始され，pre-proBNPは産生されるとすぐにシグナルペプチドが切断されproBNPとなる．さらにproBNPはfurinという蛋白分解酵素により，生理活性をもたないNT-proBNPと生理活性をもつBNPに分解され血中へ分泌される．心室負荷ではこれらが等量ずつ血中に分泌されるため，BNPおよびNT-proBNPは心不全の診断や治療効果判定の指標に利用される．しかしBNPはさまざまな因子に影響を受けるため（**表3**），臨床

所見やエコー所見を組み合わせて考える必要がある．

日本循環器学会のガイドラインによると，急性心不全を疑う状況においてBNP < 100 pg/mL，NT-proBNP < 400 pg/mLであれば心不全の可能性が低いと判断でき，慢性心不全を疑う場合においてBNP ≧ 35～40 pg/mLあるいはNT-proBNP ≧ 125 pg/mLであれば心不全を疑い心エコー検査などで精査を行うよう推奨している[5]．

神経性食思不振症では低アルブミン血症や低ナトリウム血症により体液貯留傾向にあり，BNP高値ではビタミン$B_1$欠乏や貧血による高拍出性心不全も鑑別にあがる．一方でBNPは脂肪組織で代謝を受けるため，脂肪の少ない低体重患者ではBNPが高めになる傾向があり，心不全の診断には総合的な判断が必要である．逆に肥満患者では心不全にもかかわらず，BNPは低値のままとなり，知識として知っていないと判断を誤ることがある．

Column

## 参考症例：BNPが上昇しにくい心不全

多嚢胞性卵巣症候群の既往のある肥満の40歳代女性．労作時呼吸困難と下半身の浮腫のため受診した．20歳時には体重80 kg程度であったが徐々に増加していた．来院1カ月前，夏場で職場がとても暑く，毎日仕事中に2L以上の水を飲むようになった．その後下半身の浮腫を自覚し，労作時の息切れも出現した．同時期から排尿回数や尿量も減少した．起坐呼吸や夜間発作性呼吸困難も生じるようになった．氷を好んで食べたくなるという症状があった．

来院時身体所見は，全身状態良好，身長163 cm，体重115.7 kg，BMI 43.1，血圧159/82 mmHg，脈拍数107回/分・整，$SpO_2$ 98％（室内気），呼吸数28回/分，体温36.5℃，眼瞼結膜蒼白を認めず，口腔内乾燥なし，頸部リンパ節腫脹や甲状腺腫大はなし，頸静脈怒張を認めた．呼吸音左右差なく清，心音整・心雑音なし，腹部は平坦・軟・腸蠕動音亢進減弱なし，下腹部に圧痕性浮腫を認め，下腿全体にも圧痕性浮腫を認めた．

血液検査では，白血球8,200/μL，赤血球508 × $10^4$/μL，Hb 13.8 g/dL，Hct 42.9％，網赤血球1.80％，MCV 84.5 fL，血小板20.6万/μL，AST 28 IU/L，ALT 33 IU/L，LDH 303 IU/L，γ-GTP 96 IU/L, ALP 226 IU/L, BUN 17 mg/dL, Cr 0.87 mg/dL, Na 142 mEq/L, K 4.5 mEq/L, Cl 107 mEq/L，BNP 182.8 pg/mL，Fe 21 μg/dL，UIBC 379 μg/dL，フェリチン14 ng/mL.

胸部X線は心拡大を認め心電図は正常洞調律，心エコー検査では壁運動低下や弁膜症を認めなかった．

病歴，身体所見から心不全と考えた．鉄欠乏を認め，体型的には相対的な貧血の状態であり（数値上は貧血ではないが，高度肥満からは本患者の酸素需要は高く，体型的には睡眠時無呼吸も併存し，本来ならもっと多血傾向になると予想された），高拍出性の心不全をきたしている可能性を考えた．BNP上昇はあるが，症状・所見からはかなりの心負荷が予想され，本来ならもっと高くなるところが肥満の影響でこの程度の値にとどまっていると考えた．利尿薬の投与と鉄の補充で徐々に体重は減少，症状も改善した．

本症例のように肥満では心不全でもBNPが低くなるといわれており，高度肥満の場合にはBNP ≧ 54 pg/mLを心不全のカットオフとするという報告もある[6]．これはBNPのクリアランスを担うレセプターが脂肪細胞に豊富に存在するため肥満ではBNPの代謝が活発になることや，肥満ではそもそもBNPの産生が低下することが原因と考えられている．

その他にも，肺塞栓症や肺高血圧症，心タンポナーデ，収縮性心膜炎など右心不全がメインに起きる心不全では，左室に比し右室の心筋量が少ないため重症度の割にBNPが上昇しにくい傾向にある．急性心不全発症初期（1時間以内）や左室に圧負荷がかかりにくい僧帽弁狭窄症，急性僧帽弁閉鎖不全症でもBNPは上昇しにくい傾向にある．

## 症例の続き

本症例では心不全徴候はほとんど認めず心エコー上検査でも異常はなかったが，低アルブミン血症や低ナトリウム血症での体液貯留による心負荷に加えて，るいそうにより脂肪が少ないことがBNP上昇の原因と考えた．輸液量を調節し心不全発症に注意する方針とした．

その後も徐々に栄養増量し適宜電解質の補正も行い，全身状態は改善していった．入院1カ月後の血液検査では肝胆道系酵素は正常化し，電解質異常も改善した．

ところが，入院1カ月半後ごろより血液検査で好酸球上昇を認めるようになり，発熱，体幹部の紅斑，肝酵素上昇，異形リンパ球，左末梢の肺炎も出現した．

第12回に続く…

## 今回のLearning Point

- 神経性食思不振症患者では精神科的問題に加えてさまざまな内科的プロブレムが生じる
- 重度の低栄養状態の患者では，リフィーディング症候群の発症に十分注意し，低リン血症などの電解質異常は積極的に補正を行う
- 神経性食思不振症や低栄養状態の患者で肝機能障害をみたときには，主にstarvation-induced hepatitisとリフィーディング症候群を考える
- BNPは体型などさまざまな因子の影響を受けるため，臨床所見も合わせて判断する

### ◆ 引用文献

1）National Collaborating Centre for Acute Care（UK）：Nutrition Support for Adults：Oral Nutrition Support, Enteral Tube Feeding and Parenteral Nutrition. London：National Collaborating Centre for Acute Care（UK），2006（PMID：21309138）

2）De Filippo E, et al：Hematological complications in anorexia nervosa. Eur J Clin Nutr, 70：1305-1308, 2016（PMID：27436150）

3）Nishioka H, et al：Starvation-induced Liver Enzyme Elevation after Initiation of Feeding. Intern Med, 58：749-753, 2019（PMID：30333418）

4）Rautou PE, et al：Acute liver cell damage in patients with anorexia nervosa：a possible role of starvation-induced hepatocyte autophagy. Gastroenterology, 135：840-8, 848.e1, 2008（PMID：18644371）

5）日本循環器学会，他：急性・慢性心不全診療ガイドライン（2017年改訂版）．2018
https://www.j-circ.or.jp/old/guideline/pdf/JCS2017_tsutsui_h.pdf

6）Daniels LB, et al：How obesity affects the cut-points for B-type natriuretic peptide in the diagnosis of acute heart failure. Results from the Breathing Not Properly Multinational Study. Am Heart J, 151：999-1005, 2006（PMID：16644321）

### ◆ 参考文献

1）「Hospitalist Vol.2 No.1 特集：腎疾患」（赤井靖宏，平岡栄治/編），メディカル・サイエンス・インターナショナル，2014

2）「Hospitalist Vol.6 No.4 特集：心不全」（平岡栄治，他/編），メディカル・サイエンス・インターナショナル，2019

**下谷陽子**
Yoko Shimotani
所属：福島県立医科大学 総合内科
専門：総合内科

# 画像診断ワンポイントレッスン Part 3

本コーナーでは画像診断のとっておきのポイントについて，放射線科の指導医と若手医師，そして初期研修医の３人によるカンファレンス形式で解説していきます．

# 第５回 腹部画像診断の落とし穴をマスターする！

原田正比古，黒崎貴久，扇　和之

## ● カンファレンス

**指導医**：今回は腹部の画像診断で落とし穴になる病態や正常変異，アーチファクトについて勉強していきましょう．胆道系や尿路系を中心にお話を進めていきます．すべての研修医が知っておかなければいけない，とても重要な内容だよ．

**研修医**：はい．頑張ります．

### ◀ 胆管拡張？ 腫瘍や結石を疑う？

**若手放射線科医**：それでは最初の症例をみていきましょう．所見はどうでしょう．

**症例1** **50歳代男性．**

エコー検査にて肝門部胆管の拡張を指摘され，精査目的で造影CTが施行された．

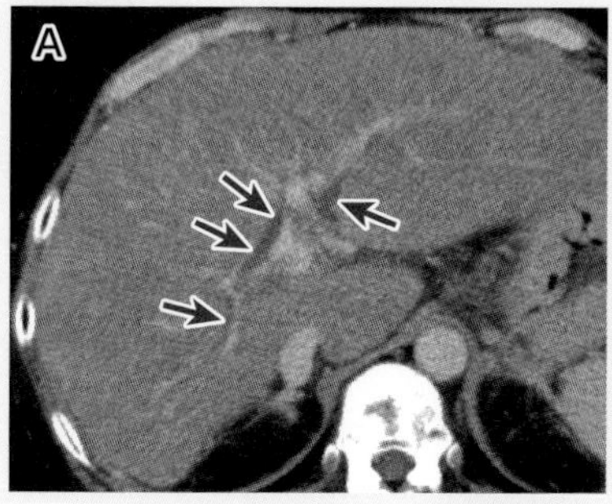


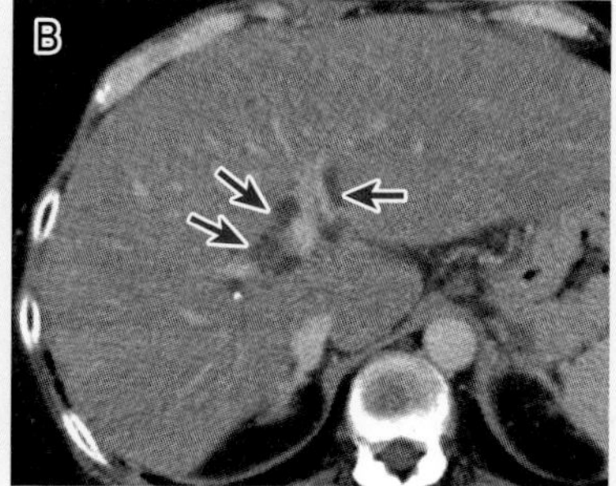


図１　腹部造影CT（BはAより頭側）

**研修医**：はい．エコー検査で指摘されたのと同様に，造影CT（図1A，B）でも肝門部胆管が軽度拡張しています（➔）．少なくとも正常の所見ではないですね．

**指導医**：何を考えるかな？

**研修医**：そうですね〜．これだけでは何とも言えませんが，悪性腫瘍も否定はできませんね．胆管結石のrule outも必要ですから，さらに精査が必要です．

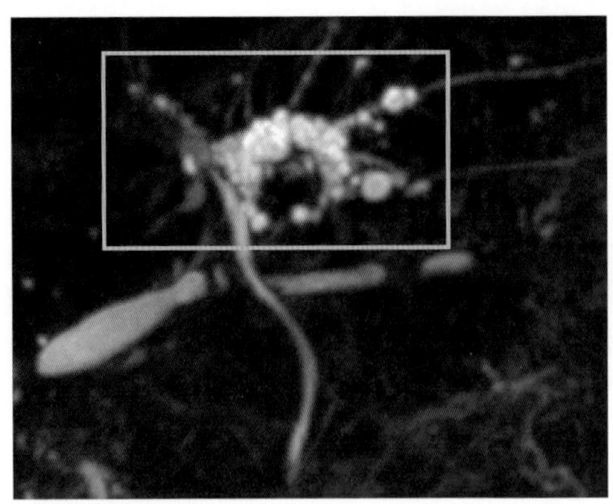

**図2　MRCP**

**若手放射線科医**：「精査が必要」ということで，MRCPを撮像しました（**図2**）．所見はどうですか？

**研修医**：あ，アレ？ 胆管拡張ではないみたいですね？ …肝門部胆管に何か丸いものがたくさんくっついているような…（□）．

**若手放射線科医**：その「何か丸いもの」とは何でしょう？

**研修医**：う～ん…何でしょう？

**若手放射線科医**：「peribiliary cyst」ってご存じですか？

**研修医**：peribiliary cyst…．

**指導医**：では一緒にperibiliary cystについて確認しましょう．

## ワンポイント！ peribiliary cyst

- 胆管周囲腺（peribiliary gland）の出口が詰まって分泌液が貯留した貯留囊胞（retention cyst）[1, 2]
- 頻度は決して稀ではなく，臨床現場でしばしば遭遇する
- 病的意義に乏しく，一般的には放置可能な病態
- CTやエコー検査で肝門部を主体とした胆管拡張と誤認されやすい
- 確認に必要な画像検査はMRCPのみであり，それ以上の検査は必要ない

**研修医**：peribiliary cystって，一見すると拡張した胆管に見えますけど，囊胞なんですね．

**若手放射線科医**：そうです．胆管周囲腺の囊胞状拡張が数珠状に並んでいるだけなんです．

**指導医**：**CTやエコー検査では胆管拡張と間違えやすいんだけれど，MRCPを撮れば「数珠状に並んだ囊胞」が一目瞭然でわかる**というわけだね．

**研修医**：なるほど．わかりました．気をつけます．

## 今度は胆管狭窄？

**若手放射線科医**：それでは次の症例をみていきましょう．

**症例2** **40歳代女性．**

膵臓の嚢胞性腫瘤の精査目的でMRCPが施行された．

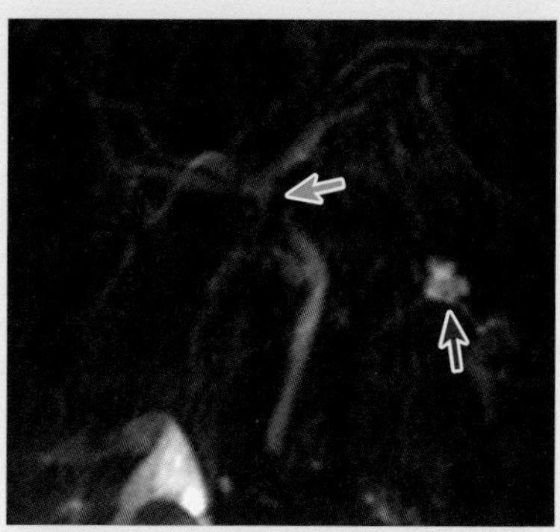

**図3　MRCP（2D法）**

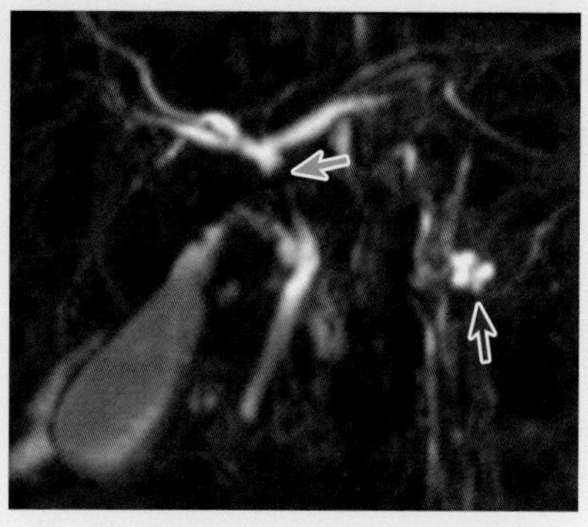

**図4　MRCP（3D法）**

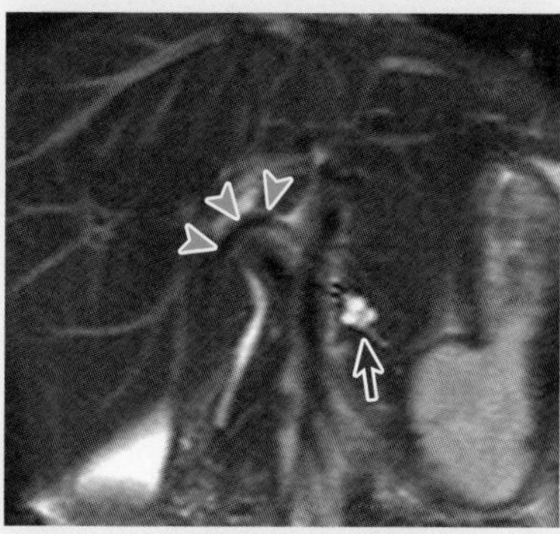

**図5　マルチスライス冠状断T2強調画像**

**指導医**：膵臓に嚢胞性病変が認められるけれど（➔），今回は胆道系についてみていきましょう．総胆管はどうかな？

**研修医**：はい．総胆管の上部に狭窄のような所見が認められます（➔）．MRCPでは2D法（**図3**）と3D法（**図4**）のいずれでも認められますので再現性があり，アーチファクトではないと思います．総胆管結石でしょうか？

**指導医**：本当に総胆管結石かな？

**研修医**：う〜ん．

**若手放射線科医**：同じ症例の，マルチスライス冠状断のT2強調画像を示します（**図5**）．所見はどうですか？

**研修医**：アレ？ 総胆管結石というよりは，帯状の黒いものが総胆管の外まで流れていきますね（➤）．

**指導医**：いいところに気づいたね．

**若手放射線科医**：これはMRI特有のアーチファクトです．

**研修医**：MRI特有のアーチファクト？

**若手放射線科医**：**肝動脈が総胆管を横切る部位で，肝動脈の拍動の影響を受けて総胆管の信号が低下する**んです．この症例のように，マルチスライス冠状断像で観察すると肝動脈が帯状に横切っているのが見えたりします．

**研修医**：なるほど．病変と間違えないようにします．

## ◀ 総胆管結石？

**若手放射線科医**：それでは3例目にいきましょう．

**症例3** **90歳代男性．**

CTにて胆囊結石を指摘され，総胆管結石の有無を確認する目的でMRIおよびMRCPが施行された．

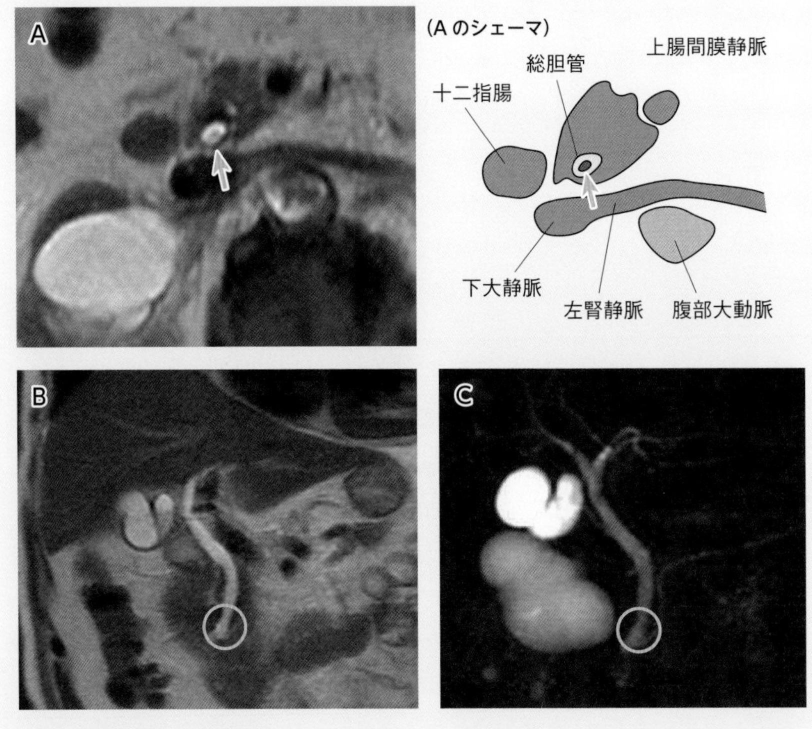


**図6　腹部MRI・MRCP**
A）マルチスライス横断T2強調画像，B）マルチスライス冠状断T2強調画像，C）MRCP（2D法）．

**研修医**：「総胆管結石はありますか？」ということですね．T2強調の横断像（**図6A**）を見ると，総胆管の内部に陰影欠損のような所見が認められます（➡）．多分，総胆管結石だと思います．

**若手放射線科医**：それでは同じT2強調の冠状断像（**図6B**）ではどうでしょうか？

**研修医**：アレ？ 先ほどの総胆管結石のような所見が，はっきりしません（◯）.

**若手放射線科医**：さらにMRCP（**図6C**）ではどうでしょうか？

**研修医**：う〜ん，やっぱりはっきりしません（◯）.

**指導医**：これもMRI特有のアーチファクトだね.

**研修医**：どうして横断像だけでそう見えるんですか？

**若手放射線科医**：MRIではプロトン（水素原子核の陽子）を画像化しています．胆汁は周期的にVater乳頭から十二指腸に排出されていますが，その**胆汁が流れているタイミングで横断像が撮像されると，信号をとろうと思ったプロトンがいなくなってしまうため，信号が低下してこの現象が生じる**んです.

**指導医**：**「胆汁の流れ（bile flow）」によるアーチファクト**だね.

**若手放射線科医**：**冠状断像では同じスライスにプロトンが留まっているので，この信号低下が起こりにくい**んです.

**研修医**：なるほど.

**若手放射線科医**：横断像で**結石だと重力方向に沈んでいるのに対して，このアーチファクトの場合は内腔の中央部に浮いた感じで生じる場合が多い**ことも鑑別の一助になります.

**研修医**：結石よりは少し**「浮いている」感じ**ですね.

**指導医**：そうだね.

## 水腎症？

**指導医**：さて，今度は尿路系に移りましょう．所見はどうかな？

**症例4** **90歳代女性.**

胆嚢がんの術後フォローのエコー検査で，左水腎症が疑われた.

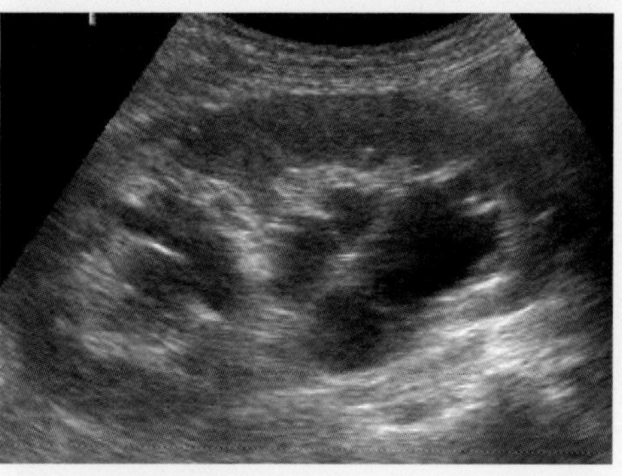

**図7　エコー検査**

**研修医**：このエコー所見（**図7**）はどうみたって水腎症です．僕，絶対に自信があります.

**指導医**：水腎症でなかったとしたら？

**研修医**：う〜ん.

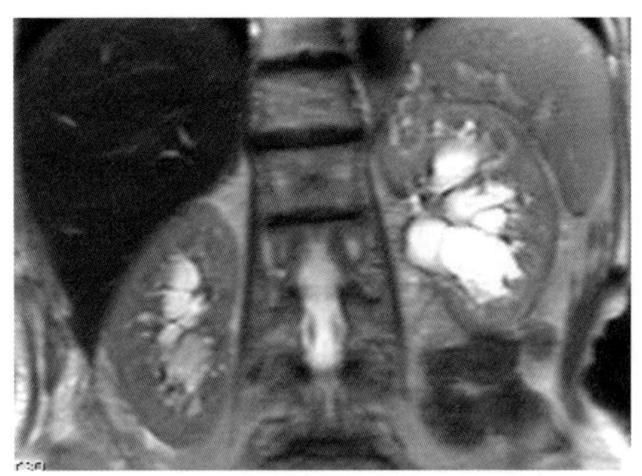

図8　マルチスライス冠状断T2強調画像

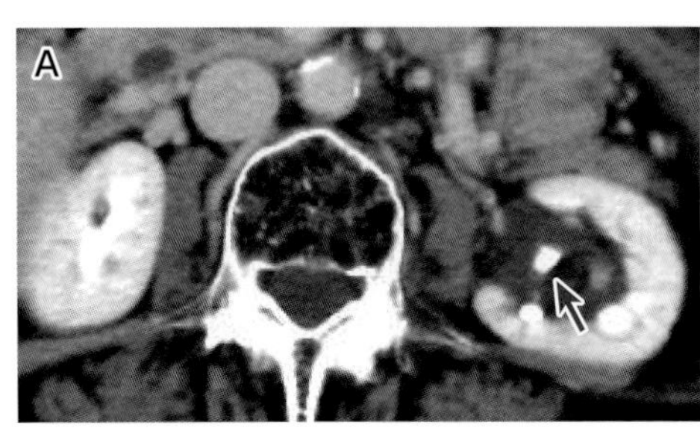


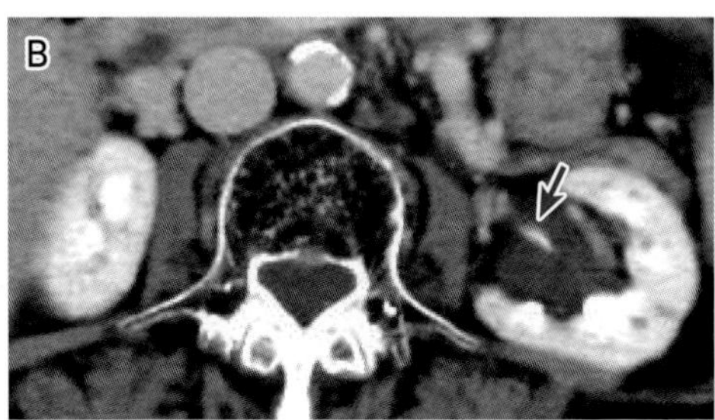


図9　腹部造影CT（遅延相：BはAより頭側）

**若手放射線科医**：T2強調の冠状断像（**図8**）をみてみましょう．

**研修医**：やっぱり水腎症ですね．左のみならず右にもありそうです．

**指導医**：それでは造影CTをみてみよう（**図9A，B**）．十分に時間が経って撮像した遅延相のCTで，造影剤は腎盂・腎杯に入っていなければいけない時相だよ．

**研修医**：アレ？ 造影剤が一部にしか入っていませんね（➔）．これは一体….

**若手放射線科医**：それでは**傍腎盂嚢胞**（parapelvic cyst）について復習しましょう[3, 4]．

## ワンポイント！ 傍腎盂嚢胞（parapelvic cyst）[3, 4]

- 通常の腎嚢胞が腎実質に存在するのに対して，腎洞部（renal sinus）に存在する嚢胞を傍腎盂嚢胞と呼ぶ
- その発症にリンパ管の関与などが推測されているが，一般に病的意義に乏しく放置可能な病態
- エコー検査でしばしば水腎症と誤認される
- 造影剤を投与すると傍腎盂嚢胞に造影剤が移行せず，腎盂腎杯は嚢胞により圧迫されたような所見を呈することから水腎症とは鑑別可能

**研修医**：なるほど．傍腎盂嚢胞…覚えておきます．

## 今度こそ水腎症？

**若手放射線科医**：次の症例はどうでしょう？

**症例5** **90歳代女性.** CEA高値の精査目的で造影CTが施行された.

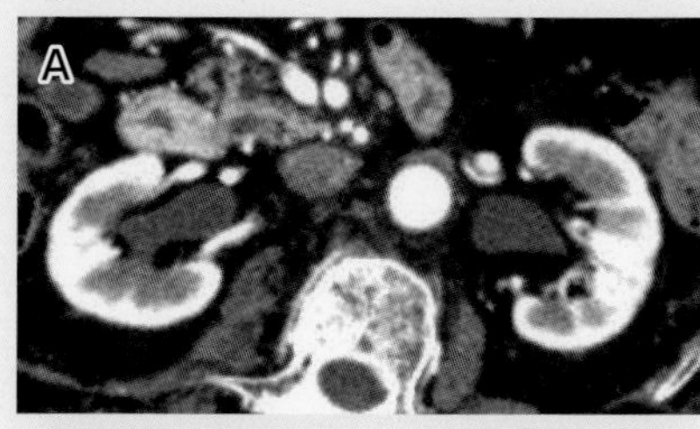

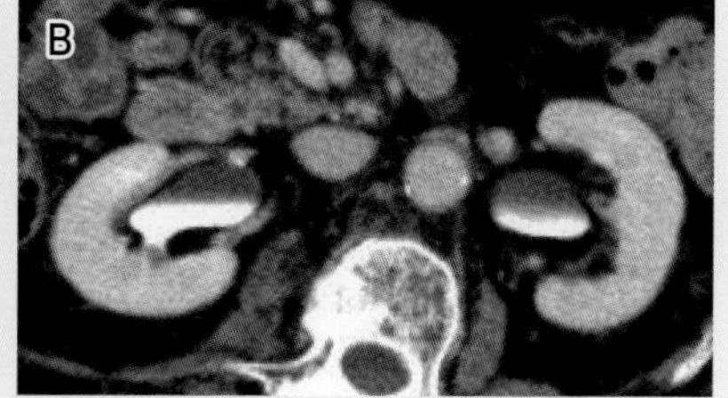

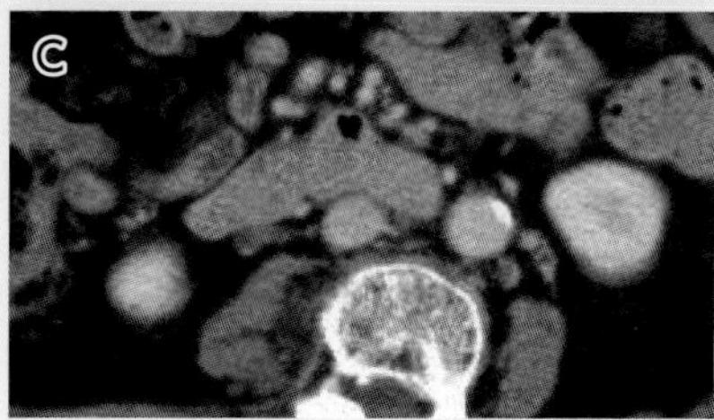


**図10　腹部造影CT**
A）早期相，B）遅延相，C）遅延相：腎下極レベル.

**研修医**：この造影CT（**図10A**）は，今度こそ水腎症でしょう！…それともまた傍腎盂嚢胞ですか？

**指導医**：水腎症でも傍腎盂嚢胞でもないとしたら？

**研修医**：またまた～ご冗談を（笑）.

**若手放射線科医**：十分に時間が経ってから撮った遅延相のCTをみてみましょう（**図10B**）.

**研修医**：あ！ 今度は造影剤が入っている…傍腎盂嚢胞ではないですね．やっぱり水腎症？

**若手放射線科医**：それではより下の，腎下極レベルの遅延相CTをみてみましょう（**図10C**）.両側尿管の拡張は全くありません.

**研修医**：これは何でしょう？

**指導医**：では**腎外腎盂（extrarenal pelvis）**について復習しましょう.

### ワンポイント！ 腎外腎盂（extrarenal pelvis）

- 腎盂だけが拡張したような形態を呈する正常変異
- 古典的には「腎実質で囲まれていない部分」（腎外）の腎盂のみが拡張したような形態を呈することからその名がついたが，広くは腎盂のみが病的意義なく拡張しているものすべてをさす
- エコー検査でしばしば水腎症と誤認される
- 腎杯や尿管には全く拡張がないことで鑑別できる

**研修医**：一見すると水腎症にみえるのになあ…う～ん．

**若手放射線科医**：単に**腎盂がボテッと拡張しているだけで，腎杯にも尿管にも拡張がないことが，腎外腎盂を水腎症と鑑別するポイント**になります．

**研修医**：はい．今後は気をつけるようにします．

## ◀ 腎腫瘤？

**指導医**：さあ，さらに症例をみていこう．

**症例6**　**60歳代女性.**

エコー検査で「左腎中極の腎洞部寄り」に腫瘤性病変が疑われた．

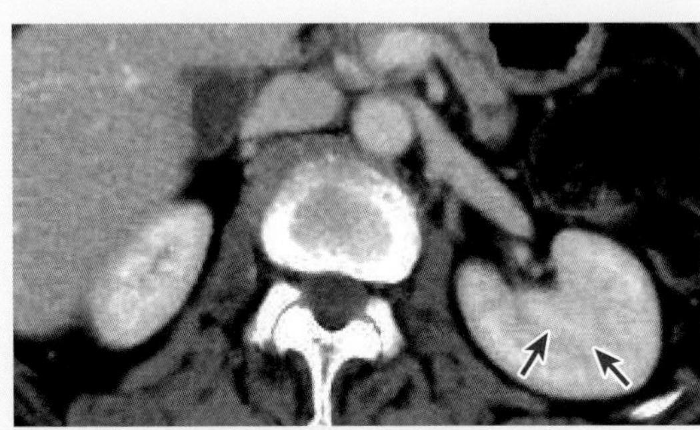

(シェーマ)

図11　造影CT（遅延相）

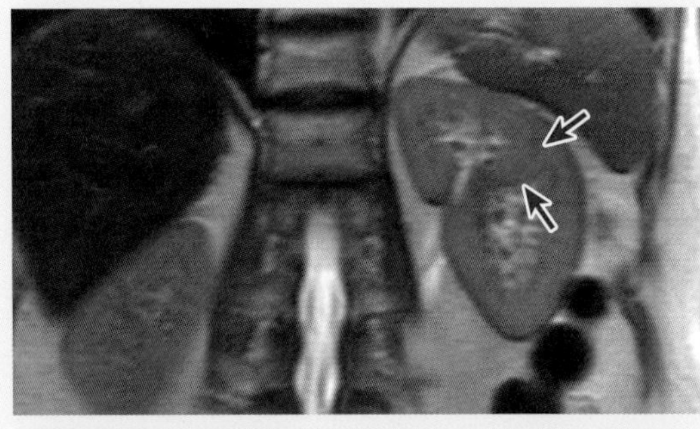

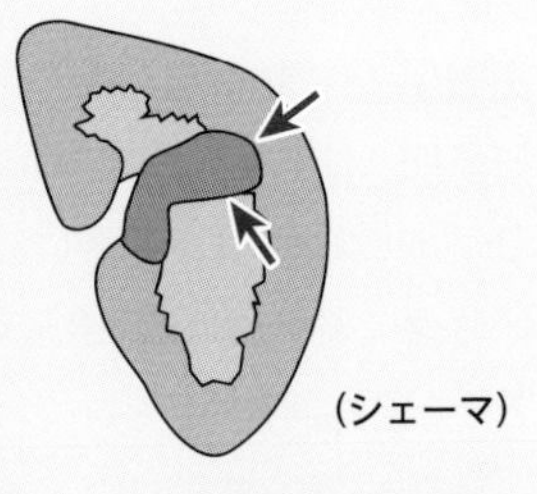


図12　マルチスライス冠状断T2強調画像

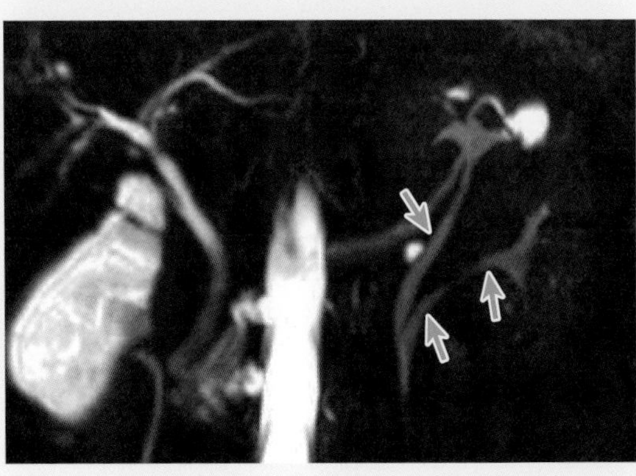

図13　2D MRCP（MR urography）

**研修医**：エコー検査での「腎洞部寄り」というのは…腎盂などがある部位が腎洞なので，造影CT（**図11**）では，➔の部位が腫瘤なんですかね？

**若手放射線科医**：そうです．T2強調の冠状断像（**図12**）では➔の部位に相当します．

**研修医**：あんまり腫瘤にみえないですね．腎実質の一部が内側に飛び出しているだけみたいな….

**指導医**：同時にMRCPも撮像されているので，みてみよう（**図13**）．MRCPは水を強調したMRI画像（MR hydrography）なので，尿路系を撮像するとMR urographyにもなるよ．

**研修医**：あ！ MR urographyでは，左の腎盂がフォーク状に2つに割れています（➔）．

**若手放射線科医**：そうです．**二分腎盂（bifid renal pelvis）**の状態です．

**研修医**：ということは？

**若手放射線科医**：二分腎盂のときによく生じるのですが，**腎柱（ベルタン柱）が肥大して内側，すなわち腎洞部側に突出する**んです．

**指導医**：平たくいうと，二分腎盂などのときに上下に2つに分かれた腎洞の間に，腎実質が入り込むんだね．**「肥大ベルタン柱」**といいますが，エコー検査で腫瘤とよく間違えます．

**ワンポイント！ 肥大ベルタン柱 (prominent column of Bertin)**

・既存の腎実質が腎洞部に突出した状態で，病的意義はない
・多くは二分腎盂や重複腎盂尿管の際に発生する
・エコー検査でしばしば腎腫瘤と誤認される

**研修医**：いろいろな落とし穴があるんですね．

## まだまだある，尿路系の落とし穴

**指導医**：傍腎盂嚢胞，腎外腎盂や肥大ベルタン柱以外にもいろいろな落とし穴があるよ．例えば左腎の脾圧痕像（splenic impression）のすぐ隣が「ラクダのコブ」のように突出する**dromedary hump**[5]（「dromedary」はヒトコブラクダの意，**図14**）や**junctional parenchymal defect**，**胎児性分葉（fetal lobulation）**，**腎洞脂肪腫症（renal sinus lipomatosis）**[6]などがあげられるね．

## 参考症例　dromedary hump（図14）

脾臓の下極（Sp）に押されたことによる左腎の圧痕像（➔）のすぐ隣が，「ラクダのコブ」のように突出している（➔）．単なる腎実質の正常変異であり病的意義はないが，エコー検査で左腎中極の腫瘤と誤認されやすい．

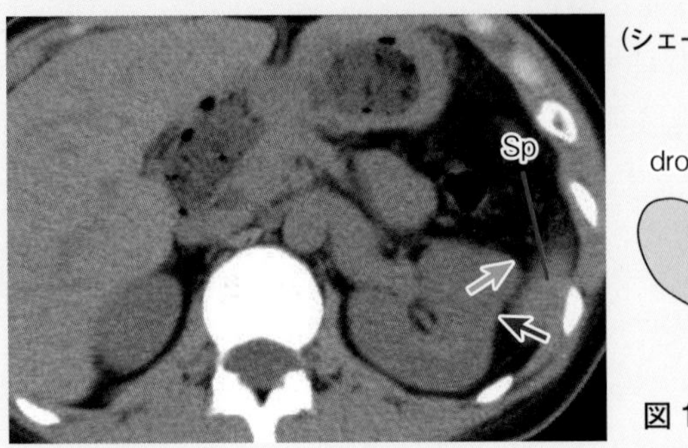


図14　非造影CT

**若手放射線科医**：これらの落とし穴を**表1**にまとめたので，参考にしましょう．

**表1　尿路系の「正常変異・病的意義に乏しい病態」と「間違えやすい病態」**

| 正常変異などの種類 | 概念 | 間違えやすい病態 |
|---|---|---|
| 傍腎盂嚢胞 | 腎洞部に嚢胞が存在する状態（正常ではないが病的意義は乏しい） | 水腎症 |
| 腎外腎盂 | 腎盂のみが拡張したような形態を呈する状態 | 水腎症 |
| 肥大ベルタン柱 | 腎実質が腎洞部に突出した状態 | 腎腫瘤 |
| dromedary hump | 脾圧痕像の隣の腎実質が突出した状態 | 腎腫瘤 |
| junctional parenchymal defect | 腎の発生学的なupper moietyとlower moietyの接合部が陥凹している状態で，上極/中極移行部の腹側に好発 | 限局性腎実質菲薄化 |
| 胎児性分葉<br>（fetal lobulation） | 腎の発生学的な腎葉どうしの接合部が陥凹している状態 | 限局性腎実質菲薄化や腎腫瘤 |
| 腎洞脂肪腫症<br>（renal sinus lipomatosis） | 腎洞の脂肪が増生している状態 | 腎盂腫瘍 |

## この腹腔内遊離ガス像は消化管穿孔？

**指導医**：最後に腹腔内遊離ガス像の話題にいきましょう．遊離ガス像が見やすいように脂肪条件のCTを示しますが，所見はどうかな？

**症例7** **90歳代女性.**

下腹痛と発熱を主訴に来院.

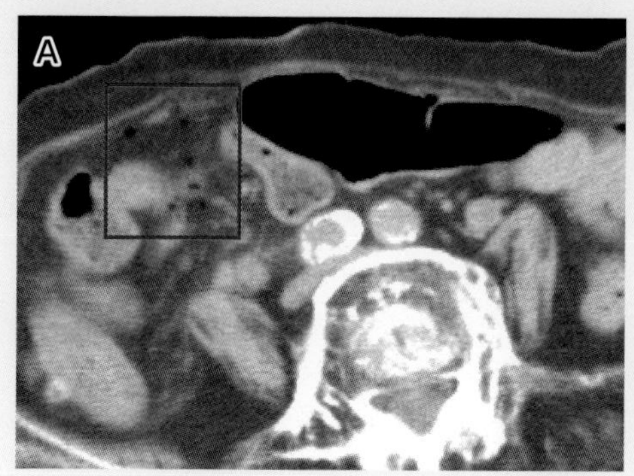


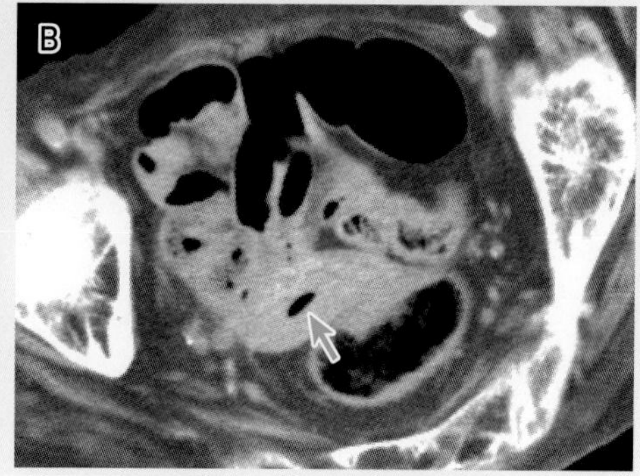


**図15　腹部非造影CT**
A）脂肪条件：骨盤入口部レベル，B）脂肪条件：子宮レベル.

**研修医**：下腹痛ですね…あ！ 右下腹部に小さな遊離ガス像が複数認められます（**図15A□**）．消化管穿孔を疑います.

**指導医**：よく気づいたね．でも本当に消化管穿孔かな？

**研修医**：またこのパターンですか…普通は消化管穿孔を疑うと思います.

**若手放射線科医**：同じ症例の子宮レベルのCT（**図15B**）もみてみましょう．どうですか？

**研修医**：アレ？ 子宮内腔にもガス像が認められます（➡）．どういうことでしょう？

**若手放射線科医**：この症例では消化管穿孔はなく，子宮の細菌感染（子宮内膜炎）によるガスが腹腔内に移動したものと考えられます.

**研修医**：そんなことがあるんですか….

**指導医**：それでは最後のレッスンである**「消化管穿孔以外による腹腔内遊離ガス像」**にいきましょう.

**若手放射線科医**：**表2**をみてください．「消化管穿孔以外による腹腔内遊離ガス像」にはいくつかの機序があります[7〜12]．まずは**女性生殖器から腹腔内に遊離ガスが入るパターン**です.

**研修医**：なるほど．**症例7**のように子宮内腔にガスがあると（➡）…さらに卵管を通れば，その先は腹腔内ですね.

**指導医**：いいぞ，その調子！

**若手放射線科医**：別の機序として，**縦隔から遊離ガスが降りてくるパターン**があります.

**研修医**：縦隔も食道裂孔で，腹腔内とつながっていますね.

**表2　消化管穿孔以外による腹腔内遊離ガス像**

| 遊離ガス像の経路 | 原因となる病態や行為 |
|---|---|
| 女性生殖器を介する経卵管性の経路 | 子宮の感染，乗馬，knee-chest exercise，強い婦人科的内診の後など |
| 縦隔から食道裂孔などを介する経路 | 縦隔気腫，過度の陽圧呼吸やCPR後など |
| 医原性に腹腔内に挿入される場合 | 腹腔穿刺，腹膜透析後など |
| その他（経路不明を含む） | 抜歯や扁桃腺切除後，スキューバダイビング後など |

文献7～12を参考に作成.

**若手放射線科医**：そうです．ただ通常の状態では食道裂孔を通ってガスが自由に行き来することはできませんが，縦隔気腫のように圧が上昇した状態では遊離ガスが移行しうると考えられています．

**研修医**：抜歯や扁桃腺切除後というのは，頸部のガスが縦隔からさらに腹腔内へということですかね．

**指導医**：そうだね．一部でまだ十分には解明されていないところもあるけれど，重要なのは腹腔内遊離ガス像が必ずしも消化管穿孔を意味するとは限らないということ．したがって常に開腹手術が必要というわけではないので，注意が必要だね．

**研修医**：なるほど．気をつけます．

**指導医**：今回は腹部画像診断の落とし穴についていくつか勉強しました．**正常変異や病的意義に乏しい病態を重要な疾患と誤認することは極力避けなければいけません．**そのためにも今回のレッスンを参考にしようね．

**研修医**：はい，頑張ります．

### 引用文献


1）板井悠二：Peribiliary Cyst．消化器画像，5：35-40，2003

2）Itai Y, et al：Hepatic peribiliary cysts：multiple tiny cysts within the larger portal tract, hepatic hilum, or both. Radiology, 191：107-110, 1994（PMID：8134553）

3）「知っておきたい泌尿器のCT・MRI 改訂第2版」（山下康行/編著），pp142-143，学研メディカル秀潤社，2019

4）Rha SE, et al：The renal sinus：pathologic spectrum and multimodality imaging approach. Radiographics, 24 Suppl 1：S117-131, 2004（PMID：15486236）

5）Stine VE, et al：The "dromedary hump" appearance. Abdom Imaging, 40：3346-3347, 2015（PMID：26227801）

6）白井 尚，他：腎脂肪性置換の2例．泌尿器科紀要，40：605-608，1994

7）Williams NM & Watkin DF：Spontaneous pneumoperitoneum and other nonsurgical causes of intraperitoneal free gas. Postgrad Med J, 73：531-537, 1997（PMID：9373590）

8）「急性腹症のCT」（堀川義文，他/著），p66，へるす出版，1998

9）Pitiakoudis M, et al：Spontaneous idiopathic pneumoperitoneum presenting as an acute abdomen：a case report. J Med Case Rep, 5：86, 2011（PMID：21352588）

10）Karaman A, et al：Does pneumoperitoneum always require laparotomy? Report of six cases and review of the literature. Pediatr Surg Int, 21：819-824, 2005（PMID：16096797）

11） Mularski RA, et al：Nonsurgical causes of pneumoperitoneum. West J Med, 170：41-46, 1999（PMID：9926735）

12） Omori H, et al：Pneumoperitoneum without perforation of the gastrointestinal tract. Dig Surg, 20：334-338, 2003（PMID：12806202）

**原田正比古**（Masahiko Harada）
日本赤十字社医療センター 放射線科
最先端の技術と知識を求めて放射線科に飛び込みました．日々新しいことの発見でワクワクしながら学びを深めております．

**黒崎貴久**（Takahisa Kurosaki）
日本赤十字社医療センター 放射線科
日々，画像診断の面白さを感じながら業務をこなしています．この連載を通してその魅力がみなさんに少しでも伝われば幸いです．

**扇　和之**（Kazuyuki Ohgi）
日本赤十字社医療センター 放射線科
第１回「エコー検査のキホンをおさえてスキルアップ！」の黒崎貴久先生に加え，今回の原稿では消化器外科での３年間の後期研修を終えた原田正比古先生にも執筆陣に入っていただきました．消化器領域の専門知識をベースにしながら，新しい放射線科医のスタイルを築いていただければと思っています．

※本連載は隔月掲載です．

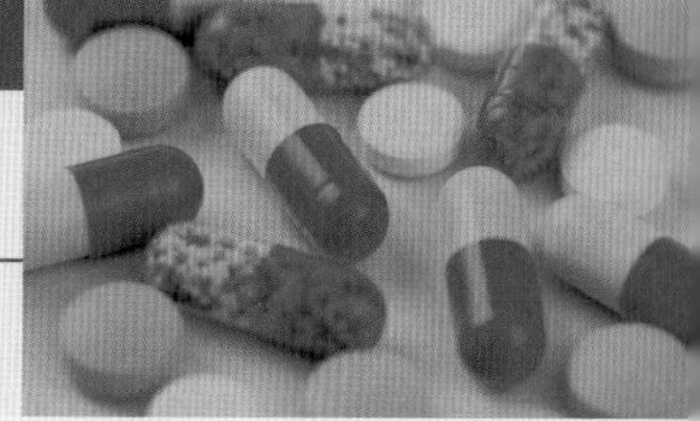

# 抗MRSA薬の正しい使い方
## 知っておきたい抗MRSA薬の使い分け

山岸由佳，三鴨廣繁（愛知医科大学大学院医学研究科 臨床感染症学）

**◆薬の使い方のポイント・注意点◆**

- 日本で使用可能な抗MRSA薬には，バンコマイシン（VCM），テイコプラニン（TEIC），ダプトマイシン（DAP），リネゾリド（LZD），テジゾリド（TZD），アルベカシン（ABK）の4系統6薬剤がある．
- 病態別の使い分けの参考資料として「MRSA感染症の治療ガイドライン改訂版2019」[1]が，グリコペプチド系薬，アミノ配糖体系薬の実践的な使用法については「抗菌薬TDMガイドライン2016」[2]が参考になる．

## 1．病態・薬の作用機序

MRSA（methicillin resistant *Staphylococcus aureus*：メチシリン耐性黄色ブドウ球菌）は呼吸器感染症，菌血症，感染性心内膜炎，皮膚軟部組織感染症，腹腔内感染症，骨・関節感染症，中枢神経系感染症，尿路感染症といったさまざまな感染症において重要な細菌である．臨床的・微生物学的に市中感染型MRSA〔community-acquired（CA）MRSA〕，院内感染型MRSA〔hospital-associated（HA）MRSA〕，家畜関連型MRSA（livestock-associated MRSA）に分けられる[1]．臨床的には入院患者から分離されたMRSAをHA-MRSA，市中の健康人から分離されたMRSAをCA-MRSAと定義するが，細菌学的には，薬剤耐性因子であるSCC*mec*の遺伝子型別に，Ⅰ・Ⅱ・Ⅲ型をHA-MRSA，Ⅳ・Ⅴ型をCA-MRSAと定義する．薬剤感受性はCA-MRSAにおいて比較的良好であるが，CA-MRSAでは一部に白血球溶解毒素（Panton-Valentine leukocidin：PVL）を産生する株がある[1]．

抗MRSA薬の作用機序について概説する．

### 1）グリコペプチド系薬

グリコペプチド系薬であるバンコマイシン（vancomycin：VCM）[3]およびテイコプラニン（teicoplanin：TEIC）[4]はいずれも殺菌的な細胞壁合成阻害薬である．細胞壁の主要な構成成分であるペプチドグリカンの前駆体・ムレインモノマーのD-Ala-D-Ala側鎖に結合し，ムレイン架橋酵素と基質との結合を阻害する．これにより，細胞壁が脆弱となり，その結果細胞膜も損傷する．なお，2剤とも分子量が大きいためグラム陰性桿菌の外膜透過性は不良となり，その結果グラム陰性桿菌には抗菌活性は示されない．

### 2）環状リポペプチド系薬

環状リポペプチド系薬であるダプトマイシン（daptomycin：DAP）は，これまでのほかの抗MRSA薬と異なり，カルシウムイオン存在下でDAPの疎水性の尾部が選択的かつ非可逆的にグラム陽性菌の細胞膜に結合して挿入され，次いでDAPのオリゴマーが形成されると細胞膜にカリウムイオンチャネルが開孔し，細胞内からカリウムイオンが流出するとともに，細胞膜が脱分極し，すみやかなグラム陽性菌細胞死が生じると考えられている[5]．なお細胞内カリウムイオン流出に加えて，マグネシウムイオンおよびATP（adenosine triphosphate：アデノシン三リン酸）の喪失も関与しているとの仮説もある[1]．

### 3）オキサゾリジノン系薬

リネゾリド（linezolid：LZD），テジゾリド（tedizolid：TZD）はいずれもオキサゾリジノン系に属する合成抗菌薬である．LZDは細菌のタンパク合成過程の開始段階に作用して抗菌力を発揮することから，既存の抗菌薬と交叉耐性を示さないことが示唆される[6]．TZDは細菌リボソームの50Sサブユニットの23S rRNA domain Vに1カ所の疎水結合と3カ所の水素結合で結合し，70S開始複合体の形成を阻害することによって翻訳開始反応を抑制し，タンパク合成を阻害する．

### 4）アミノ配糖体系薬

アミノ配糖体系薬は細菌の細胞質内に侵入し，16S rRNAの30Sサブユニットに不可逆的に結合しタンパク質合成を阻害する作用を有する殺菌的抗菌薬である．日本では最初に上市された抗MRSA薬である．アルベカシン（arbekacin：ABK）はグラム陰性菌にも高い感受性を有する．

## 2．薬の種類

日本で使用可能な抗MRSA薬は，グリコペプチド系薬のVCM，TEIC，環状リポペプチド系薬のDAP，オキサゾリジノン系薬のLZD，TZD，アミノ配糖体系薬のABKの4系統6薬剤がある．

前述の抗MRSA薬以外にも治療効果が期待できる抗菌薬としてST合剤，クリンダマイシン（clindamycin：CLDM），ミノサイクリン（minocycline：MINO），などがあるが，これらはMRSAに対しては保険適用外であり，またMRSAのタイプによっては非感性である．本稿では前述の6薬剤について扱う．

## 3．薬の選び方・使い方（実際の処方例）

**【症例】**

現病歴：84歳，男性，微熱と腰背部痛を主訴に来院．30年前より慢性腎不全に対し透析中である．
検査所見：WBC 18,900/μL，好中球93％，Hb 12.3 g/dL，Plt 24万/μL，Alb 2.5 g/dL，BUN 38 g/dL，Cr 1.5 mg/dL，AST 38 IU/L，ALT 39 IU/L，血液培養でグラム陽性球菌を検出（質量分析系にて*S. aureus*と判明，遺伝子検査で*mecA*陰性）．腰椎単純写真にてL3/4で椎間板狭小化と，上下の椎体終板の不整な骨破壊あり．腰椎MRIにて骨破壊部はT1強調像で低信号，T2強調像およびSTIR像で高信号を示し，その上下の椎体の骨髄に浮腫または炎症を示す異常信号を認めた．

抗MRSA薬の承認されている適応症（**表1**）[1]と，疾患別抗MRSA薬の選択（成人・総括）（**表2，3**）[1]を示す．

**表1　抗MRSA薬の承認されている適応症**

| 適応症 | VCM | TEIC | ABK | LZD | TZD | DAP |
|---|---|---|---|---|---|---|
| 肺炎・肺膿瘍・膿胸 | ○ | ○ | ○ | ○ | | |
| 慢性呼吸器病変の二次感染 | | ○ | | | | |
| 敗血症 | ○ | ○ | ○ | ○ | | ○ |
| 感染性心内膜炎 | ○ | | | | | ○ |
| 深在性皮膚感染症　慢性膿皮症 | | ○ | | ○ | ○ | ○ |
| 外傷・熱傷および手術創の二次感染 | ○ | ○ | | ○ | ○ | ○ |
| びらん・潰瘍の二次感染 | | | | | ○ | ○ |
| 骨髄炎・関節炎 | ○ | | | | | |
| 腹膜炎 | ○ | | | | | |
| 化膿性髄膜炎 | ○ | | | | | |
| MRSA，またはMRCNS感染が疑われる発熱性好中球減少症 | ○ | | | | | |

文献1より引用．
MRCNS：methicillin-resistant coagulase negative staphylococci（メチシリン耐性コアグラーゼ陰性ブドウ球菌）

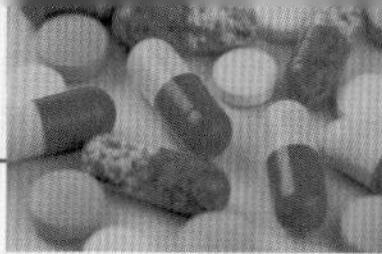

**表2　疾患別抗MRSA薬の選択（成人・総括）－1**

| 疾患 | | 第一選択薬 | 代替薬 |
|---|---|---|---|
| 呼吸器感染症 | （肺炎，肺膿瘍，膿胸） | LZD（A-Ⅰ）<br>VCM（A-Ⅰ）<br>TEIC（A-Ⅱ） | ABK（B-Ⅱ） |
| | （気道感染症） | TEIC（B-Ⅲ）<br>LZD（B-Ⅲ） | VCM（C-Ⅲ） |
| 菌血症 | | DAP（A-Ⅰ）<br>VCM（A-Ⅱ） | ABK（B-Ⅱ）<br>TEIC（B-Ⅱ）<br>LZD（B-Ⅱ） |
| 感染性心内膜炎 | | DAP（A-Ⅰ）<br>VCM（A-Ⅱ） | TEIC（B-Ⅱ）<br>ABK（B-Ⅲ）<br>LZD（B-Ⅲ） |
| 皮膚・軟部組織感染症 | （深在性皮膚感染症，慢性膿皮症） | DAP（A-Ⅰ）<br>LZD（A-Ⅰ）<br>TZD（A-Ⅰ）<br>VCM（A-Ⅰ） | TEIC（B-Ⅱ）<br>ABK（B-Ⅱ） |
| | （外傷・熱傷および手術創の二次感染） | VCM（A-Ⅰ）<br>LZD（A-Ⅰ）<br>TZD（A-Ⅰ）<br>DAP（A-Ⅰ） | TEIC（B-Ⅱ）<br>ABK（B-Ⅱ） |
| | （びらん・潰瘍の二次感染） | DAP（A-Ⅰ）<br>TZD（A-Ⅰ）<br>VCM（A-Ⅱ）<br>LZD（A-Ⅱ） | TEIC（B-Ⅱ）<br>ABK（B-Ⅱ） |

□は保険適応を有するもの．
文献1より引用．

**表3　疾患別抗MRSA薬の選択（成人・総括）－2**

| 疾患 | 第一選択薬 | 代替薬 |
|---|---|---|
| 骨・関節感染症（化膿性骨髄炎・関節炎） | VCM（B-Ⅱ）<br>DAP（B-Ⅱ） | LZD（B-Ⅲ）<br>TEIC（B-Ⅲ） |
| 腹腔内感染症 | VCM（B-Ⅲ） | TEIC（B-Ⅲ）<br>LZD（B-Ⅲ）<br>DAP（B-Ⅲ）<br>ABK（B-Ⅲ） |
| 中枢神経系感染症（髄膜炎） | VCM（B-Ⅱ）<br>LZD（B-Ⅱ） | TEIC（C-Ⅲ）<br>DAP（C-Ⅲ） |
| 尿路感染症 | VCM（B-Ⅲ） | TEIC（B-Ⅲ）<br>DAP（B-Ⅲ）<br>ABK（B-Ⅲ）<br>LZD（B-Ⅲ） |
| 好中球減少症患者の経験的治療 | VCM（B-Ⅲ） | LZD（C-Ⅲ）<br>DAP（C-Ⅲ） |

□は保険適応を有するもの．
文献1より引用．

本症例はMRSAによる菌血症・椎体炎の症例である．血液培養からグラム陽性球菌が分離され，ブドウ球菌が疑われる際は，感受性結果が判明するまで，MRSA菌血症として治療する．その場合，同時に感染部位の精査が必須である．化膿性骨髄炎の早期診断にMRIは有用である．血行性骨髄炎では血液培養が重要である．

治療薬は非複雑性の成人菌血症ではDAPまたはVCMが第一選択となる．治療期間は非複雑性では最低2週間で，培養陰性化の確認が重要である．非複雑性のMRSA菌血症患者の条件は**表4**の通りであり，これらすべてを満たす患者が該当する．複雑性菌血症では，治療期間は長期化するが，手術の有無や臨床経過によって異なる．化膿性病巣がある場合はドレナージやデブリドマンを検討する．

以下に各抗MRSA薬の特徴と使い方を述べる．

## 1）バンコマイシン（VCM）

VCMの薬理作用は前述のように細胞壁合成阻害である．

使用経験が多く，他剤の方が優越性があることを示す報告が少なく，また耐性菌蔓延がそれほど問題となっていないことから，いずれの感染症においても第一選択薬の位置づけとなっている．

初期投与は早期に有効な血中濃度域に到達させるために負荷投与を行う．負荷投与はクリアランスとは無関係に目標濃度と分布容積（感染症では分布容積が大きくなっている）の大きさによって決められるため腎機能によらず1回25～30 mg/kgが推奨される．維持量は目標濃度とクリアランスによって決まるため腎機能に応じて調整が必要である．腎機能正常者においては1回15～20 mg/kg，12時間ごと投与が推奨される．

その後は十分な治療効果を発揮させ，耐性化を防ぎ，安全性を確保する目的で投与中は血中濃度測定（therapeutic drug monitoring：TDM）を実施し，投与量の調整を行う．目標トラフ値は，15～20 μg/mLとされている（軽症皮膚軟部組織感染症では10～15 μg/mLでもよい）．トラフ値20 μg/mL以上で腎毒性は増加する傾向がある．アミノグリコシド系，アムホテリシンB（AMPH-B），造影剤，フロセミド，非ステロイド性抗炎症薬（NSAIDs）等の併用による腎毒性発現リスクの高い患者においては注意が必要であるとの報告がある[7]．VCMの最小発育阻止濃度（minimum inhibitory concentration：MIC）が2 μg/mL以上の株による菌血症に対してはVCMの有効性が期待できないという報告が多く使用は推奨されない[1]．

**表4　非複雑性のMRSA菌血症患者（以下のすべてを満たす患者群）**

| |
|---|
| 1. 感染性心内膜炎がない |
| 2. 埋め込み型の人工物がない |
| 3. 最初の血液培養陽性検体が採取されてから2～4日の間に施行された血液培養でMRSAが分離されない |
| 4. 適正な治療開始後72時間以内に解熱 |
| 5. 遠隔感染巣がない |

文献1より引用．

## 2）テイコプラニン（TEIC：タゴシッド®）

TEICの薬理作用は前述のように細胞壁合成阻害である．

TEICは複数の臨床試験のメタアナリシスの結果，VCMと同等の治療効果を有することが認められており[8]，また，VCMと比べて脂溶性が高く[9]，分布容積が大きい[10]ため，良好な組織移行[10]が期待される．ただし髄液への移行は不良である[10]．また，VCMに比べ有意に腎障害の発現率が低かったこと[8]やレッドネック症候群で有名なヒスタミン遊離作用がVCMに比べ少ないこと[11]が報告されている．

前述のVCM同様，負荷投与を行う．添付文書には初日に1回400 mgを1日2回投与するレジメンが記載されているがこの用法用量では目標トラフ値に達しない．トラフ値15～30 μg/mLを目標とした投与設計として，初日および2日目は1回600 mg（10 mg/kg）を1日2回，3日目に1回600 mg（10 mg/kg）を1日1回が推奨される．

その後はTDMを実施し，投与量の調整を行う．TDMのタイミングは，定常状態となる14日目以降ではなく4日目に行うのが一般的であり，3日目に実施した場合は少なくとも前回投与から18時間を経過してからTDMを実施する必要がある[2]．

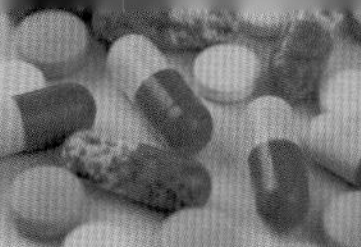



目標トラフ値は，15～30 μg/mLとするが，感染性心内膜炎や骨・関節感染症などの複雑性MRSA感染症に対しては20～40 μg/mLが推奨され，前述のレジメンよりさらなる高用量の用法用量として1回量を800 mg（12 mg/kg）に増量する方法も検討されている．

なお，トラフ値が上昇することで肝機能障害[12]や，特にトラフ値40～60 μg/mL以上での血小板減少や腎障害の発現頻度の増加が報告されている[13]．

### 3）ダプトマイシン（DAP：キュビシン®）

DAPの薬理作用は前述のような殺菌的薬剤である．点滴静注あるいはボーラス投与（緩徐に静脈内注射）が可能である．投与量は4～6 mg/kg/日が保険適用量であるが，複雑性菌血症や感染性心内膜炎，骨髄炎では8～10 mg/kg/日を考慮する．肺サーファクタントと結合する性質があるため，肺炎に対しては有効性を期待できない[14]．血中濃度測定はできない．

### 4）リネゾリド（LZD：ザイボックス®）

静注薬と経口薬があり生物学的利用率（バイオアベイラビリティ）は高い[15]．タンパク結合率が低いため組織移行性が良好である．副作用に血球減少（特に血小板数は腎機能正常者で14日間以降，腎機能障害のある患者では7日間以降が確認の目安）があり注意する．その他稀にセロトニン作動薬との併用によるセロトニン症候群がある．

用法・用量は1回600 mg，1日2回である．

### 5）テジゾリド（TZD：シベクトロ®）

静注薬と経口薬があり生物学的利用率（バイオアベイラビリティ）は高い[16]．治療薬として使用する場合，現時点で薬剤感受性検査の実施ができないためLZDの薬剤感受性を参考とする．抗菌作用のほか抗炎症作用がある．TZDと比較し血小板減少症の発現の頻度が低い．

用法・用量は1回200 mg，1日1回である．

### 6）アルベカシン（ABK：ハベカシン®）

主な副作用に腎障害，第8脳神経障害などがあり，特にこれらは最低血中濃度2 μg/mL以上が続くことでリスクが高まる[1]．また薬効は最高血中濃度と関係する．以上より投与中は血中濃度測定が必要である．投与は30分で実施し，投与前（Ctrough）と投与開始から1時間後の血中濃度（Cpeak）を測定する．

用法・用量は，初期投与量として目標血中濃度を達成するために5.5～6.0 mg/kgを1日1回投与する．この場合実測体重に基づいて投与設計を行うが，理想体重から20％を超える症例では補正体重を用いる．

> 補正体重（kg）
> ＝理想体重＋〔0.4×（実測体重－理想体重）〕

初回TDMは2回目投与時（ただし1回投与から少なくとも18～20時間経過していること）に行う．

### 引用文献

1） MRSA感染症の治療ガイドライン作成委員会：MRSA感染症の治療ガイドライン改訂版2019．2019
http://www.chemotherapy.or.jp/guideline/guideline_mrsa_2019.pdf
2） 抗菌薬TDMガイドライン作成委員会：抗菌薬TDMガイドライン2016．日本化学療法学会雑誌，64：387-477，2016
3） Perkins HR：Vancomycin and related antibiotics. Pharmacol Ther, 16：181-197, 1982（PMID：6752974）
4） omma S, et al：Teicoplanin, a new antibiotic from Actinoplanes teichomyceticus nov. sp. Antimicrob Agents Chemother, 26：917-923, 1984（PMID：6240963）
5） Silverman JA, et al：Correlation of daptomycin bactericidal activity and membrane depolarization in Staphylococcus aureus. Antimicrob Agents Chemother, 47：2538-2544, 2003（PMID：12878516）
6） Shinabarger D：Mechanism of action of the oxazolidinone antibacterial agents. Expert Opin Investig Drugs, 8：1195-1202, 1999（PMID：15992144）
7） Wong-Beringer A, et al：Vancomycin-associated nephrotoxicity：a critical appraisal of risk with high-dose therapy. Int J Antimicrob Agents, 37：95-101, 2011（PMID：21130609）

8) Svetitsky S, et al：Comparative efficacy and safety of vancomycin versus teicoplanin：systematic review and meta-analysis. Antimicrob Agents Chemother, 53：4069-4079, 2009（PMID：19596875）
9) Parenti F：Structure and mechanism of action of teicoplanin. J Hosp Infect, 7 Suppl A：79-83, 1986（PMID：2871101）
10) Wilson AP：Clinical pharmacokinetics of teicoplanin. Clin Pharmacokinet, 39：167-183, 2000（PMID：11020133）
11) Sahai J, et al：Comparison of vancomycin- and teicoplanin-induced histamine release and "red man syndrome". Antimicrob Agents Chemother, 34：765-769, 1990（PMID：1694421）
12) Nakamura A, et al：Development of a teicoplanin loading regimen that rapidly achieves target serum concentrations in critically ill patients with severe infections. J Infect Chemother, 21：449-455, 2015（PMID：25726436）
13) Wilson AP：Comparative safety of teicoplanin and vancomycin. Int J Antimicrob Agents, 10：143-152, 1998（PMID：9716291）
14) Silverman JA, et al：Inhibition of daptomycin by pulmonary surfactant：in vitro modeling and clinical impact. J Infect Dis, 191：2149-2152, 2005（PMID：15898002）
15) Welshman IR, et al：Linezolid absolute bioavailability and the effect of food on oral bioavailability. Biopharm Drug Dispos, 22：91-97, 2001（PMID：11745911）
16) Flanagan S, et al：Single- and multiple-dose pharmacokinetics and absolute bioavailability of tedizolid. Pharmacotherapy, 34：891-900, 2014（PMID：24989138）

**【著者プロフィール】**
山岸由佳（Yuka Yamagishi）
愛知医科大学大学院医学研究科 臨床感染症学

三鴨廣繁（Hiroshige Mikamo）
愛知医科大学大学院医学研究科 臨床感染症学

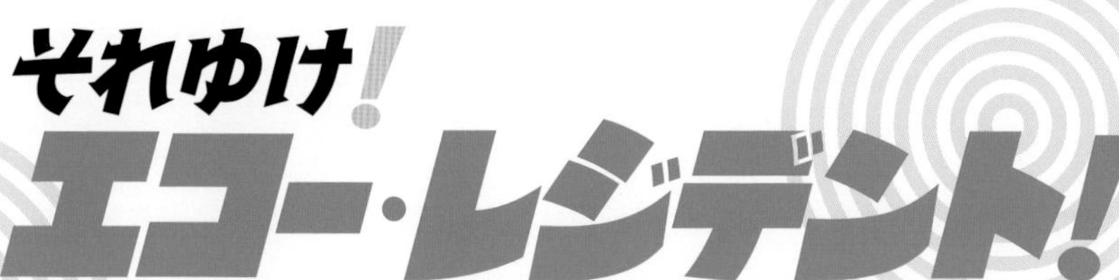


日常診療でのエコーの使いどころ

シリーズ編集／Point-of-Care 超音波研究会 広報委員会

# 第4回　肺エコーに挑戦！！

大矢あいみ，谷口隼人

POCUS（Point-of-care ultrasound）とは，場所を問わず診察医が行うことのできる超音波検査のことをさします．本連載では，臨床の最前線で使えるPOCUSの魅力を，研修医Aくん＝“エコー・レジデント”の経験するさまざまな症例を通してお届けします．

## プロローグ

循環器内科の研修を終え，心エコーには自信がついてきた研修医Aくん．本日の当直も心疾患を診ようと意気込んでいたが，なかなか出番はなく時間が過ぎていった．夜も明けかかった頃，胸痛が主訴の患者がやってきた．Aくんは，やっと僕の出番だと，エコーを片手に意気揚々と診察室へ向かったのであった．

### 症例　左胸痛の中年男性

患者B　57歳男性

既往に高血圧・脂質異常症あり．昨日飲酒した後帰宅しそのまま就寝した．起床時から左の胸の痛みと呼吸困難感があったため救急外来を受診した．額には脂汗が浮いており，$SpO_2$もroom airで93％と低い．

**本連載内で movie マークのある図については動画をWebでご覧いただけます**

●**スマートフォン・タブレットで観る**

movie マークの図に併記の二次元コードから直接閲覧できます

●**PCで観る**

①羊土社 HP（https://www.yodosha.co.jp/）へアクセス，トップページ右上から「書籍・雑誌付録特典」ページへ移動

②右記の特典利用コードを入力：eyc-quok-imrq（会員登録不要）

※付録特典サービスは予告なく終了する場合がございます．本サービスの提供情報は羊土社 HP をご参照ください

胸痛となればまずは心疾患のスクリーニングが必要と考え，研修医Aは診察もそこそこに心エコーをはじめた．

研修医A「既往歴からは心筋梗塞のリスクは高そうだけど，エコーでは心壁運動の異常（asynergy）はないし，駆出率は約60％と悪くないぞ．幸い，循環動態は安定している．原因はよくわからないけど心疾患だったら怖いし，心電図をとりながら早めに上級医C先生に相談しておこうかな」

連絡すると上級医Cがやってきた．

上級医C「胸痛が主訴の患者さんで心エコーは問題なさそうという評価なのだね．心電図も洞調律でST変化もなく異常はないね．ところでどんな病歴と身体所見なのかな？」

研修医A「実は心エコーを優先してしまって病歴や身体所見はとっていないのです」

上級医C「おやおや．どんな疾患もまずは病歴と身体所見をとろう」

研修医A「そうでした．もう一度最初から診察しなおします．ええと，胸痛はいつから生じたのでしょうか？」

患者B　「それが酔っ払っていたのでよく覚えていないのですが，帰宅途中に転んだ気もします．家には何とか帰りついたのですが，そのまま寝てしまい，朝起きたらこんな状況になっていました」

研修医A「胸を打撲したかもしれないのか．聴診をしてみると左の呼吸音が減弱しています」

上級医C「なるほどね．それではもう一度エコーをあててみよう」

研修医A「先生，エコーでは異常はないと言ったじゃないですか」

上級医Cはニヤリとした．

上級医C「君は心エコーはやっているが，まだ肺エコーはやっていないだろう．今想定される疾患は何かな？」

研修医A「胸部打撲の疑いがあり，呼吸音が減弱していて，胸痛・呼吸苦を伴っているので気胸でしょうか？ それなら胸部X線写真を撮影すればいいのではないでしょうか．そもそも肺のエコーなんてできるんですか？」

上級医C「肺は空気を多く含むため，エコーは肺表面の胸膜で強く反射されてしまい肺実質の評価は難しいとされてきた．でも描出できる胸膜と反射で形成されるアーチファクトを利用すると，気胸や肺水腫，肺炎などの評価ができることがわかってきたんだ[1]．そして気胸のエコーでの診断精度は胸部X線写真よりも高いといわれているよ．今日は気胸をエコーで診察してみよう」

## 気胸の診断における肺エコーの位置づけ

気胸の診断においては，聴診や胸部X線写真よりもエコーでの診断の方が精度は高いとの報告があります．気胸の診断精度として，**臥位胸部X線撮影の感度は50.2％（95％CI，43.5～**

**57.0)，特異度は99.4％（95％CI，98.3～99.8）であったのに対し，肺エコーの感度は90.9％（95％CI，86.5～93.9），特異度は98.2％（95％CI，97.0～99.0）であるといわれています**[2)]．ベッドサイドで迅速かつ非侵襲的に行える肺エコーは気胸の診断に適しており，有用な検査だといえます．

**上級医C**「まず異常のない右肺から評価しよう．肺エコーでは胸膜から得られるアーチファクトを用いて病態を把握するんだ．胸膜は胸壁から数cmのところにあるので，近距離がはっきり見えるリニア型プローブをおすすめするよ．第2～3肋間の鎖骨中線に肋骨と垂直になるように縦にプローブを当てると，肋骨と肋骨の間に胸膜が見えてくる．この上下の肋骨と胸膜を描出するビューはbat signと呼ばれ，肺エコー評価時の基本画像となる（**図1**）．bat signを出して，胸膜が同定できたらフォーカスを胸膜の深さに設定し，ゲインを胸膜が白く表示される程度に設定しよう」

**研修医A**「確かに羽を広げたコウモリのように見えますね」

**上級医C**「このまま基本画像を覚えよう．胸膜と平行に等間隔に並ぶ線が見えるかな．これらはA-lineだ（**図2**）．これは肺の含気が多いときにできる多重反射というアーチファクトだよ」

**研修医A**「先生，この縦のレーザービームみたいのはなんですか？」

**上級医C**「それはB-lineだね．肺内の水分の指標といわれているよ（**図3**）．あと，胸膜が心拍動と同期して垂直に振動しているのがわかるかな？この所見はlung pulseというんだ（**図4** movie ①）」

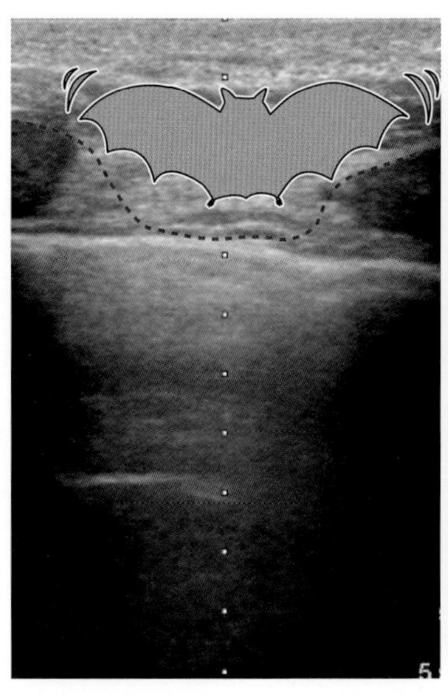

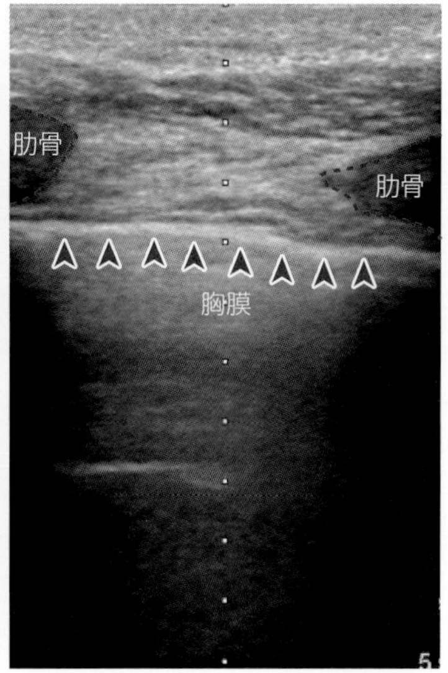


**図1　bat sign**
肋骨と垂直になるように縦にプローブをあてると上下の肋骨と胸膜が描出される．

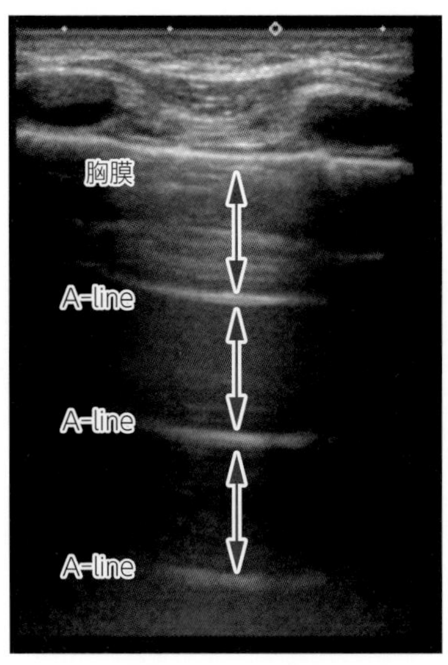


**図2　A-line**
A-lineは，多重反射で形成されるアーチファクトであり，胸膜下に空気が存在することを示す．胸膜直下から胸膜と平行に，等間隔に確認される．

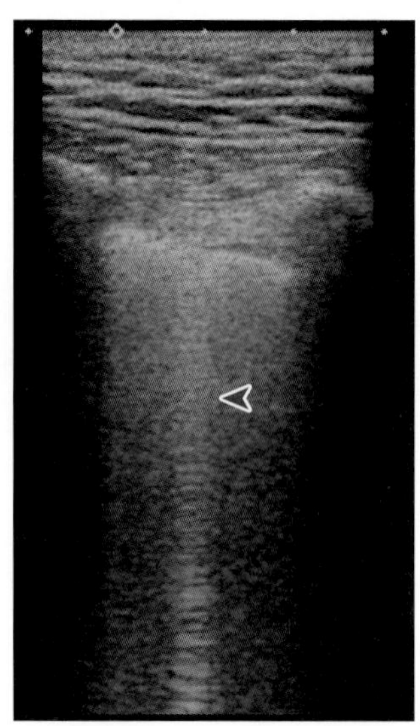

**図3　B-line**
胸膜直下からA-lineを打ち消すように画像の下端まで真っ直ぐと伸びる高エコー域．3本より多い場合は異常所見である．

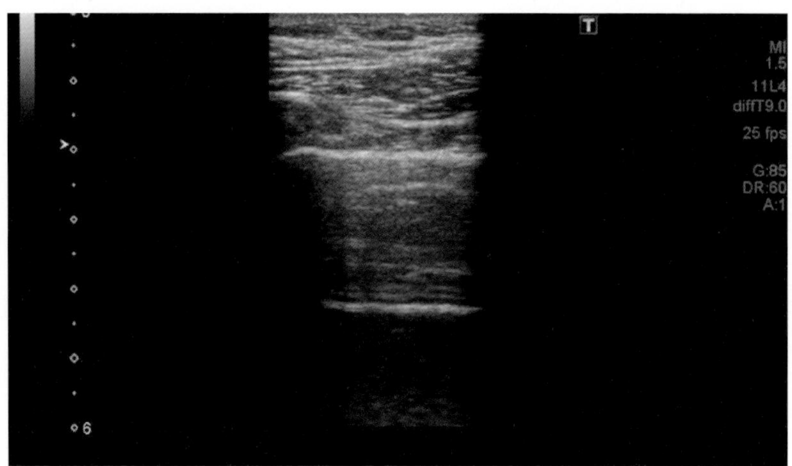


**図4　lung pulse** movie ①

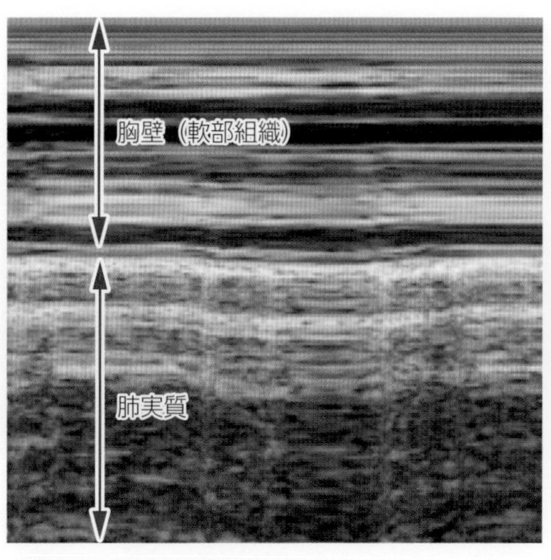

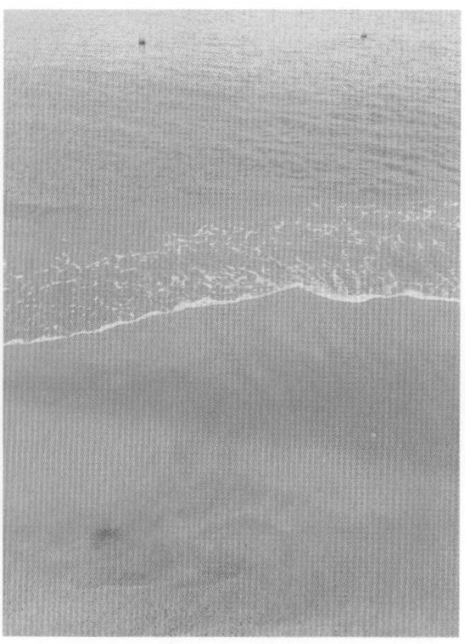

図5　seashore sign

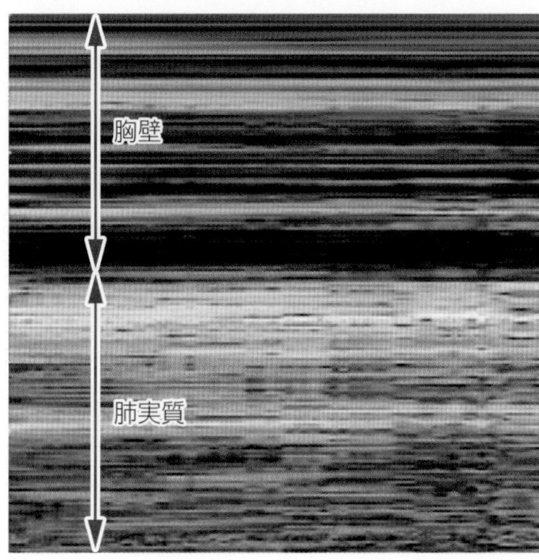

図6　stratosphere sign（barcode sign）

研修医A「意外といろんな所見が見えてくるんですね」

上級医C「目が慣れてきたところで，肋骨の間の臓側胸膜が呼吸と連動して横にスライドしているのが見えるかな．これをlung slidingと呼ぶよ．このままプローブを保持してMモードに変えてみよう．すると呼吸で動きのない軟部組織と動きのある肺実質で，波打ち際のような像になる．この画像をseashore signと呼ぶよ（図5）．一方で気胸の場合は，肺実質の動きがないので，軟部組織と同じような像になり，これをstratosphere sign（またはbarcode sign）と呼ぶよ（図6）．この手順で左肺も同様に評価してみよう」

## 肺エコーの基本所見

A-lineは含気が良好な肺で見られます．臓側胸膜面とプローブとの間の多重反射によって

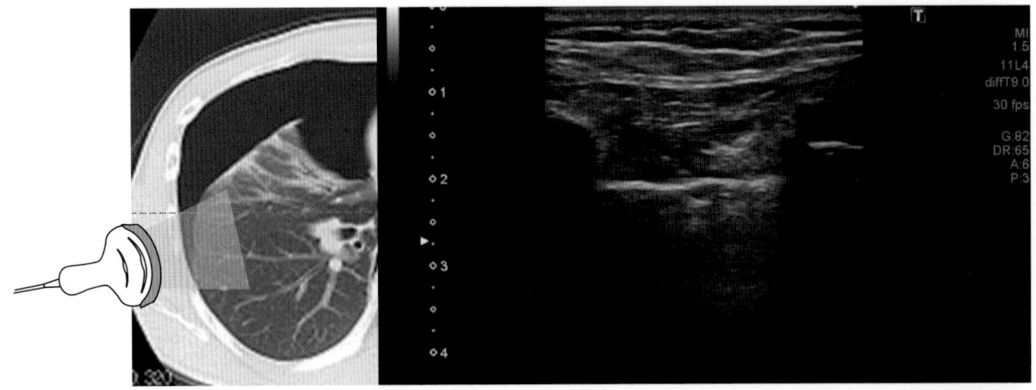

図7　lung point movie ②
臓側胸膜と壁側胸膜が接している部分と離れている部分の境界のことであり，気胸があるときにしか見えない．

形成されるアーチファクトのことで，胸膜直下から平行に等間隔に，まるで胸膜があるかのように偽像が並んで見えます．正常肺以外でもCOPDや気管支喘息など含気が過剰な肺や，胸腔内に空気が貯留した気胸でも認めることがあります．

**B-line**は肺胞内の液体貯留や炎症性肥厚で顕在化してくるアーチファクトのことです．胸膜直下から減衰することなく画像の下端まで真っ直ぐに伸びる高エコー域を認めます．正常肺でも1肋間で1～2本は観察されますが，3本より多い場合はmultiple B-linesと呼び，肺水腫を示唆します[3)]．

**lung pulse**は心拍動が肺に伝わって胸膜が垂直方向に振動する所見のことで，肺実質が壁側胸膜まで接している証拠となり，気胸でないことを示唆します．

lung slidingや，A-lineやB-line，lung pulseの存在は，胸壁直下に胸膜，つまり肺実質があることを意味します．気胸では胸壁直下に胸膜は存在しないため，これらの所見は観察できなくなります．

エコープローブが研修医Aに手渡され，左肺に当てられた．

研修医A「C先生，bat signは出せたのですが，胸膜が動いていないように見えます．そしてlung pulseもB-lineも見えません」

上級医C「やはり気胸はありそうだね．このまま肺実質と気胸の境にあるといわれるlung pointを探そう．臓側胸膜と壁側胸膜が接している部分と離れている部分の境界が見えるはずだ．これが見えれば気胸の確定診断といえるよ」

研修医Aが肋骨に沿わせてプローブを動かすと，lung slidingの出現と消失をくり返すポイントが描出された（図7 movie ②）．

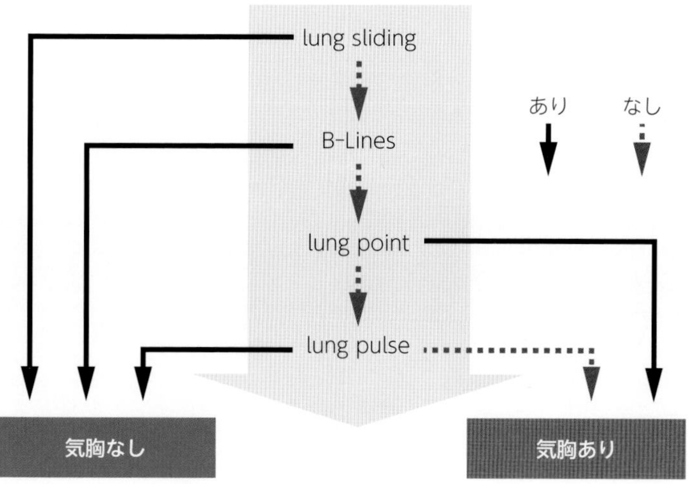


**図8　気胸診断のアルゴリズム**
文献5を参考に作成.

研修医A「lung pointが見つかりました！ 気胸が原因だったんですね」
上級医C「胸部打撲によって引き起こされた外傷性の気胸だね．ここで忘れてはいけないのは血気胸の評価として胸腔内の液体貯留を確認することだよ．挿入する胸腔ドレーンの位置や太さの決定にも必要な情報だからね」
研修医A「わかりました！」

### 気胸診断のアルゴリズム

lung sliding，B-line，lung pulseが陰性であることは気胸を強く疑う所見となるため，まずは陰性所見を集めましょう．特にlung slidingは感度が高く，陰性的中率は99％と報告されています[4]．これらの陰性所見の確認に加えて**lung point**を確認することで気胸の確定診断となります．**図8**にアルゴリズムを提示します[5]．ただし胸膜の癒着やブラの存在により気胸でなくともlung slidingを認めないケースがあること，肺が完全に虚脱している気胸の場合はlung pointは認めないことも注意が必要です．

## エピローグ

その後胸腔ドレーンが挿入されると患者Bさんの症状はすみやかに消失し，呼吸器外科へ入院となった．

無事に当直も終わり研修医Aくんは思った．「まさか胸痛の原因が心疾患以外だなんて盲点だったな．しかしベッドサイドで気胸の診断までできるなんて，エコーはなんて手軽で患者さんに優しいデバイスなんだ．しかもトレーニングを積めば積むほど自分の武器になっていく．まだまだたくさん勉強しないとなあ」研修医Aくんは明日からもエコー片手に診療に臨んでいこうと決意したのだった．

## 引用文献


1）Lichtenstein DA & Mezière GA：Relevance of lung ultrasound in the diagnosis of acute respiratory failure：the BLUE protocol. Chest, 134：117-125, 2008（PMID：18403664）

2）亀田 徹，他：外傷性気胸の超音波診断－FASTからEFASTへ－．日本救急医学会雑誌，23：131-141，2012

3）Picano E, et al：Ultrasound lung comets：a clinically useful sign of extravascular lung water. J Am Soc Echocardiogr, 19：356-363, 2006（PMID：16500505）

4）Blaivas M, et al：A prospective comparison of supine chest radiography and bedside ultrasound for the diagnosis of traumatic pneumothorax. Acad Emerg Med, 12：844-849, 2005（PMID：16141018）

5）Volpicelli G, et al：International evidence-based recommendations for point-of-care lung ultrasound. Intensive Care Med, 38：577-591, 2012（PMID：22392031）



Profile

**大矢あいみ**（Aimi Ohya）

横浜市立大学附属市民総合医療センター 高度救命救急センター

医師7年目．ERの現場では年齢も主訴もさまざまな方の診察を行いますが，エコーからの情報に助けられることが多々あります．ERで出会うminor疾患のエコーも日々勉強中です．

今年から集中治療の勉強中ですが，COVID19の患者さんの診察でも安全にそしてリアルタイムに評価できるエコーが有用だと実感しています．

**谷口隼人**（Hayato Taniguchi）

横浜市立大学附属市民総合医療センター 高度救命救急センター

2006年群馬大学医学部卒業．2009年横浜市大麻酔科入局し，2011年横浜市大救急医学教室立上げに参画，以後横須賀共済病院救命センター，日本医科大学ECMOセンターを経て，2019年から現職．日本救急医学会POCUS推進委員，日本集中治療学会超音波画像診断認定制度設立WGメンバー．

集中治療室で動かせない患者には，POCUSが本当に役立ちます．COVID19においても肺エコーの有用性を感じる今日この頃です．

栄養剤からアプローチ

# 栄養管理のきほん

栗山とよ子（福井県立病院 内科主任医長・NST委員長）

## 第5回 侵襲時・血糖上昇時の経腸栄養管理

～侵襲時は代謝状態が変化する．特に高血糖に注意しよう

## はじめに

前回（2021年1月号）までは，代謝状態に問題のない患者さんの経腸栄養管理方法についてお話してきました．残りの2回は特殊な病態下，つまり感染症や外傷などの侵襲がある場合，あるいは代謝に影響する基礎疾患がある場合の経腸栄養管理方法を解説したいと思います．前回取り上げた脊髄損傷の患者さんが尿路感染症から敗血症を引き起こし，血糖コントロールが悪化した状況を想定して，侵襲期に適した経腸栄養管理方法を考えます．いつものように2年目の研修医O医師と，NST ChairmanのK医師との会話をみていきましょう．

会話の冒頭では前回，合併症の項目で触れなかった胃瘻造設後のスキントラブルを取り上げています．原因と対処方法が明らかで防止できるトラブルですので，理解しておきましょう．

## 外部ストッパーの締めすぎが胃瘻造設後のスキントラブルの原因？

**O医師**：以前ご相談した脊髄損傷の患者さんですが，あれから胃瘻を造設して栄養剤を投与しています．ところが，造設して数日後から瘻孔周囲の皮膚が赤くただれてしまい，最近は栄養剤が漏れるようになりました．

**K医師**：瘻孔周囲炎を起こしているようですね．それでどのように対応しましたか？

**O医師**：栄養剤が漏れないように外部ストッパーをきつく締めました．そのあといったん漏れは治まったのですが，びらんはひどくなって，漏れも前よりもっとひどくなりました．

**K医師**：残念ながらそれは適切な対応ではないですね．**スキントラブルの一番の原因は外部ストッパーの締め付けです**．なので，圧迫を解除しないと治りません．

**O医師**：腹壁にピッタリ密着しているのがよい位置だと思っていたのですが….

**K医師**：造設時はそれでよいですが，翌日には外部ストッパーを緩めて腹壁と胃側の両方に間隙があるように調整します．

**O医師**：そうすると胃壁と腹壁が離れて，うまく瘻孔ができないのではないでしょうか？

**K医師**：すぐ癒着しますし，胃壁腹壁固定されているので大丈夫です．締め付けがきついと胃粘

膜側も虚血状態になって，長引くと潰瘍が発生します．そうすると内部ストッパーが胃壁に食い込んだまま，それを覆うように胃粘膜が再生して，最終的にはバンパー埋没症候群を引き起こします．そうなると胃瘻カテーテルを抜くしかありません．

**O医師**：えっ！? そんなことに…．でも，緩めると漏れがひどくなりませんか？

**K医師**：一時的にはしかたがありません．漏れが多いならいったん栄養剤の投与は中止して，その間は末梢静脈栄養輸液に切り替えましょう．

**O医師**：わかりました．外部ストッパーはどれくらい緩めればよいですか？

**K医師**：上体を挙上した姿勢でも食い込まないようにするために，腹壁から1～1.5 cm程度余裕ができるよう緩めましょう．

**O医師**：緩めるだけで患者さんの状態はよくなりますか？

**K医師**：しばらくは胃液が漏れて皮膚を傷害するので，生理食塩水（水道水でも可）50～100 mLで瘻孔周囲を1日2回洗浄してください．消毒や抗菌薬は，細菌感染がない限り必要ありません．むしろ創の再生を邪魔することもあります．どうしても消毒が必要なら，ポビドンヨードを塗布して数分間放置した後，生理食塩水で洗い流してください．ほとんどの場合は1～2週間で改善します．

**O医師**：**“緩めて洗う”**が，唯一最良の対処法なのですね．

**K医師**：そうです．ただ，チューブ型の胃瘻カテーテルは外部ストッパーの位置を調整できますが，ボタン型ではそれができません．そのため，ボタン型は食い込むようなら，栄養投与量を減量するしかないです．特にバンパー型は保険診療上4カ月以内の交換ができませんから．

**O医師**：栄養状態をよくするために造設したのに，カテーテルの都合でそれができないというのは残念ですね．

**K医師**：なので，特に栄養状態が悪い患者さんの場合，その後の栄養管理を考えると最初はできればチューブ型，あるいは十分なシャフト長のボタン型で造設してほしいのです．この機会に胃瘻カテーテルの種類もおさえておきましょう（図）．

## 「侵襲＝強い身体的ストレス」は血糖値を上昇させる

～2週間後～

**O医師**：先生，この間はありがとうございました．あれから外部ストッパーを緩めて洗浄をくり返しました．数日でびらんは改善して，10日目ごろからは漏れずに栄養剤を投与できるようになりました．

**K医師**：それはよかったです．

**O医師**：それで，後方病院への転院調整を進めていたのですが，尿路感染症から敗血症を起こしてしまいました．抗菌薬による治療をはじめましたが，先日尿量が突然4,000 mL/日以上に増えて，意識もおかしくなってしまいました．頭部CT検査で異常はなかったのですが，血糖値が560 mg/dLに上がっていて，インスリンを1日40単位以上打ってもなかなか安定しません．もともと糖尿病はありますが，経口糖尿病治療薬で空腹時血糖値は100～120 mg/dL，HbA1cは6％台と安定していたのに…．何が起こったのでしょうか．

**K医師**：うーん，恐らく敗血症が引き金になって血糖コントロールが悪化したのでしょう．

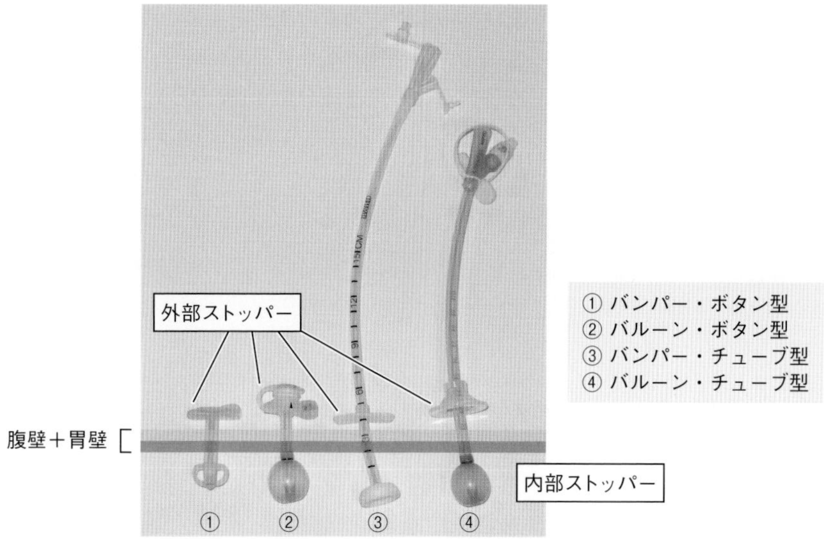


**図 胃瘻カテーテルの種類**
チューブ型，ボタン型ともに内部ストッパーと外部ストッパー間の長さが，腹壁＋胃壁の合計の厚さより1～1.5 cm以上長くなるよう調整・選択する．

**O医師**：え？ …どういうことですか？

**K医師**：重症感染症や重度の熱傷，多発外傷などにより，身体に高度の侵襲が加わると代謝状態が変化します．血糖上昇作用のあるカテコラミンやコルチコイドなどの分泌が亢進して，血糖が上がりやすくなるのです．このような病態下では，もともと糖尿病がなくても高血糖を引き起こすことがあります．以前はsurgical diabetes（外科的糖尿病）と呼ばれていましたが，今は**ストレス糖尿病**[1]と呼ばれています．

**O医師**：侵襲に伴う生理的な反応なのですか．感染が改善することで血糖値も安定するのなら，様子をみておけばよいですか？

**K医師**：いいえ，侵襲時は特に血糖値を厳格にコントロールしなければなりません．単純な糖尿病よりストレス糖尿病による高血糖の方が予後への影響が大きいと報告[2]されていて，180 mg/dLを超えないようにコントロールすることが推奨されます[3]．

**O医師**：そうなんですね．

## 循環動態が安定していることが，十分な栄養投与の必須条件！

**O医師**：侵襲時に適した栄養管理には，どんなポイントがありますか？

**K医師**：まず，病態が変動しやすい侵襲時は特に，**循環動態が維持されていることが必須条件**です．

**O医師**：うーん…？ 逆に「循環動態が維持されていない」とは，どういう状況ですか？

**K医師**：具体的には，高用量のカテコラミンや大量輸液，大量輸血が必要な場合や，平均血圧が60 mmHg以下の場合です．そのような状態では臓器への還流も低下するので，積極的な栄養投与により腸管壊死や代謝性合併症を引き起こすリスクが高くなります．

**O医師**：なるほど…．カテコラミンを投与している間は栄養投与を保留すべきですか？

K医師：いいえ，そういうことではなく投与中でも血圧が保てているなら問題はありません．漫然と水・電解質輸液だけを投与して栄養状態を悪化させないよう，血糖値や電解質などをモニタリングしながら病態に応じた許容範囲の栄養投与を心掛けましょう．重症患者の栄養管理のポイントをまとめます[4]．

**重症患者の栄養管理のポイント**
- 十分な栄養投与は循環動態が安定してから開始する
- 可能なら，少量でもできるだけ早期から経腸栄養を開始する
- 経腸栄養投与が不能～不十分な場合は静脈栄養を併用し，すべての栄養素を適量投与する
- 厳密な血糖管理を行う

## ストレス糖尿病下ではどんな経腸栄養管理が適切なのだろう？

O医師：この患者さんは循環動態には問題がないので十分な栄養投与ができると思うのですが，血糖値をおさえるためには投与量を減らすべきでしょうか？

K医師：いいえ，平常時よりエネルギー消費量は増大しているので，むしろ増やす必要があります．

O医師：でも，増やすと血糖値が上がるし…．どうすれば…．

K医師：こんなときこそ，第2回（2020年11月号）で紹介した高血糖に対応した**「病態対応」経腸栄養剤**を使いましょう．

O医師：それは標準組成の栄養剤とどう違うのでしたっけ？

K医師：血糖値を上げないように栄養素が調整されています．糖質の含有量を大幅に減らして，代わりのエネルギー源として脂質量を増量したタイプと，栄養素の比率は標準組成と大きく変えず，糖質の吸収速度を遅らせる工夫をしたタイプがあります（**表1**）．当院で採用しているのは前者ですが，脂質のエネルギー比率が約50％，糖質は約35％です．

O医師：標準組成に比べて脂質と糖質の割合がほとんど逆転していますね．そんなに脂質を増や

**表1 糖尿病・耐糖能障害対応経腸栄養剤**

| 栄養剤名 | Kcal/P(mL) | g/100kcal (%) | | | 食物繊維 g/100 kcal | 特徴 |
|---|---|---|---|---|---|---|
| | | たんぱく質 | 脂質 | 糖質 | | |
| グルセルナ®-REX | 200/200 | 4.2 (17) | 5.5 (50) | 8.8 (33) | 0.9 | ・糖質減量，脂肪増量<br>・脂肪の60%がMUFA |
| タピオン® α | 200/200 | 4.0 (16) | 4.5 (40) | 12.8 (44) | 1.8 | ・糖質源はタピオカデキストリン<br>・脂肪の67％がMUFA |
| インスロー® | 200/200 | 5.0 (20) | 3.3 (30) | 12.4 (50) | 1.5 | ・糖質の70％パラチノース<br>・脂肪の70％がMUFA<br>・微量元素強化 |
| リソース® グルコパル | 160/125 | 5.0 (20) | 3.3 (30) | 12.1 (50) | 1.2 | ・糖質源はタピオカデキストリン，パラチノース<br>・アルギニン強化 |
| ディムス | 200/200 | 4.0 (16) | 2.8 (25) | 16.7 (59) | 2.4 | ・糖質源は難溶性デキストリン，ラクチュロース<br>・食物繊維，抗酸化ビタミン，ω3系脂肪酸強化 |

MUFA：monounsaturated fatty acid（一価不飽和脂肪酸）

したら脂質代謝が悪化しませんか？

K医師：そこはちゃんと考えられていて，脂質の約60％を一価不飽和脂肪酸（monounsaturated fatty acid：MUFA）が占めています．このMUFAには脂質と糖質の代謝を改善する作用が報告されています[5]．

O医師：へー！ 同じ脂質でも脂肪酸の種類で代謝動態が変わるのですね．たんぱく質の含有量も糖質制限のために増やせばよいように思いますが．

K医師：腎臓への安全性から過剰な窒素源投与は望ましくないので，たんぱく質は増量されていません．

O医師：なるほど．糖尿病性腎症のリスクが考慮されているのですね．実際，栄養剤を変更すると血糖コントロールは改善するのですか？

K医師：標準組成の栄養剤に比べて投与後の血糖上昇のピークが下がり，インスリンの必要量も減量することが報告されていますよ[6]．

O医師：それはよいですね！ 早速，その栄養剤に変更したいです！

## 侵襲時の栄養必要量を考えよう

K医師：今投与している栄養量はどうなっていますか？

O医師：えーっと，CZ-Hi 400が1P 400 mLとCZ-Hi 1.5が4Pで800 mLなので，合計1,600 kcal，たんぱく質80 g，脂質35 g，糖質235 gです．

K医師：現在は，消費エネルギー量が平常時より15％程度亢進していると考えて，目標エネルギー量を1,800 kcal/日としましょう．これをグルセルナ®-REXで投与します．

O医師：400 kcal/Pと200 kcal/Pをそれぞれ1Pずつ，1日3回投与すればよいですね．

K医師：そのときの栄養量はどうなりますか？

O医師：1,800 kcal，たんぱく質76 g，脂質99 g，糖質158 gです．あっ，エネルギー量は増えたのに，たんぱく質量は今までとほとんど変わらず，糖質は6割弱に減少して脂質が約3倍に増えています．ずいぶん違いますね．

K医師：そうです．経腸栄養管理をするときは，**投与している栄養剤の熱量と栄養素量，水分量**を常に確認するようにしましょう．変更前と後の水分含有量はどうですか？

O医師：今までの栄養剤に含まれる水分量は940 mL，変更後は1,530 mLに増えます．必要量は2,250 mL/日なので，720 mL足りません．

K医師：熱が平熱より1℃上がると不感蒸泄が200mL増加すること，それから静脈からの投与量を加味して，追加水の量を再計算しましょう．

O医師：そこまで考えるのですね．とすると，体温が38.5℃なので＋400 mL，抗菌薬溶解のために生理食塩水を400 mL投与しているので，(2,250＋400)－(1,530＋400)＝720 mL．これを3回に分けて投与すればよいでしょうか．

K医師：その通りです．ただしこれはあくまでも目安なので，臨床症状に応じて調整しましょう．

O医師：わかりました．早速，明日から変更します．

表2 ● 標準組成の栄養剤から糖尿病対応栄養剤への切り替え例

| | 経腸栄養剤 | | 熱量(kcal) | 糖質(g) | 脂質(g) |
|---|---|---|---|---|---|
| 変更前 | 朝・夕 | CZ-Hi 1.5 各2P | 1,600 | 300 | 40 |
| | 昼 | CZ-Hi 400 1P | | | |
| 1日目 | 朝・夕 | CZ-Hi 1.5 各2P | 1,600 | 235 | 49 |
| | 昼 | グルセルナ®-REX 400 1P | | | |
| 2日目 | 朝 | CZ-Hi 1.5 2P | 1,600 | 188 | 69 |
| | 昼 | グルセルナ®-REX 400 1P | | | |
| | | グルセルナ®-REX 200 1P | | | |
| | 夕 | グルセルナ®-REX 400 1P | | | |
| 3日目～ | 朝・昼・夕 | グルセルナ®-REX 400 1P | 1,800 | 158 | 100 |
| | | グルセルナ®-REX 200 1P | | | |

K医師：急ぎすぎるのはよくないです．**いきなり全量を変更して今まで通りインスリンを投与すると，低血糖を起こしてしまうことがあります**．毎日1回分ずつ変更して（表2），血糖値を測定しながらインスリン量を調整しましょう．

O医師：なるほど，確かにそうですね．段階を踏んで変更します．

## 侵襲期から回復した後の栄養管理はどうする？

O医師：先生，栄養剤を変更してから血糖値は大幅に下がって，インスリンの必要量も減りました．CRPも当初の25 mg/dLから今では2 mg/dLに改善して，インスリンも10単位/日以下でコントロールできています．

K医師：それはよかったです．ではそろそろ，元の栄養量・栄養剤に戻して，治療もインスリンから従来の経口糖尿病治療薬に変更しましょう．

O医師：え？ せっかくよい血糖コントロールができているのに，戻すのですか？

K医師：結局のところ，糖尿病用に限らず病態に対応した栄養剤は，栄養素の組成が標準的な栄養剤とずいぶんかけ離れています．もちろん今回のように血糖値が大幅に上昇した病態や，代謝異常を是正できない病態ではとても有用です．でも，代謝異常がないのに病態対応栄養剤を続けると逆に栄養バランスを崩すこともあるので，**安定しているときはできるだけ標準組成の栄養剤を優先します**．実際，医薬品の肝不全用栄養剤の添付文書にはそのことが記載されています．

O医師：なるほど．平常時はできるだけ通常の食事に近い標準組成の栄養剤を使った方が，栄養治療効果も優れているのですね．

K医師：理由はほかにもあります．退院後のことも考えなければいけません．病態対応栄養剤はどこの病院・施設でも採用しているわけではないので，グルセルナ®-REXで血糖コントロールをした状態で退院して，退院先でいきなり標準的な栄養剤に変わると，血糖値が大幅に変わってしまい，改めて薬剤を調整する必要が出てきます．もう1つ加えると，病態対応栄養剤は一部を除いて食品ですから在宅療養では費用がすべて患者さんの負担になります．例えばグルセルナ®-REXを1日1,600 kcal投与すると，1月で55,000円くらいかかってしまい患者さんの費用負担が大きくなります．

**O医師**：…そこまで考えたことはありませんでした．栄養治療効果と転帰先の状況，経済的な負担など，多方面から考えないといけませんね．

**K医師**：**常に先のことを考えながら栄養管理をすることが大切です**．標準組成の栄養剤で調整しておけば，転院先でも在宅でも特に大きな問題になることはありませんからね．

**O医師**：わかりました．それでは1回分ずつ元の栄養剤に置き換えて，血糖値を見ながらインスリンから経口糖尿病治療薬に変更します．

**K医師**：さすがです．よくわかってきましたね．

＊次回は腎不全を合併した患者さんの経腸栄養管理について，考えていきましょう．

### 文 献


1） Mizock BA：Alterations in carbohydrate metabolism during stress：a review of the literature. Am J Med, 98：75-84, 1995（PMID：7825623）

2） Wiener RS, et al：Benefits and risks of tight glucose control in critically ill adults：a meta-analysis. JAMA, 300：933-944, 2008（PMID：18728267）

3） 神経性食思不振症.「静脈経腸栄養ガイドライン 第3版」（日本静脈経腸栄養学会/編），pp323-332, 照林社, 2013

4）「静脈経腸栄養ガイドライン 第3版」（日本静脈経腸栄養学会/編），pp235-247，照林社，2013

5） Schwingshackl L, et al：Effects of monounsaturated fatty acids on glycaemic control in patients with abnormal glucose metabolism：a systematic review and meta-analysis. Ann Nutr Metab, 58：290-296, 2011（PMID：21912106）

6） Elia M, et al：Enteral nutritional support and use of diabetes-specific formulas for patients with diabetes：a systematic review and meta-analysis. Diabetes Care, 28：2267-2279, 2005（PMID：16123506）



**栗山とよ子**（Toyoko Kuriyama）

福井県立病院 内科主任医長・NST委員長


今回は，敗血症を発症して血糖コントロールが悪化した重症患者の経腸栄養管理方法を解説しました．感染症に限らず，手術，外傷，高度熱傷など，侵襲期の生体反応は程度の差はあれ基本的に大きな差はなく，栄養管理の考え方も同様です．この間の栄養管理の不備は病態や予後を悪化させる一因にもなりますので，侵襲時の代謝の特徴を理解して，循環動態を確認したうえで，経腸/経静脈栄養にかかわらず過不足のない適切な栄養管理を心掛けましょう．

## Book Information

# 外国人診療で困るコトバとおカネの問題

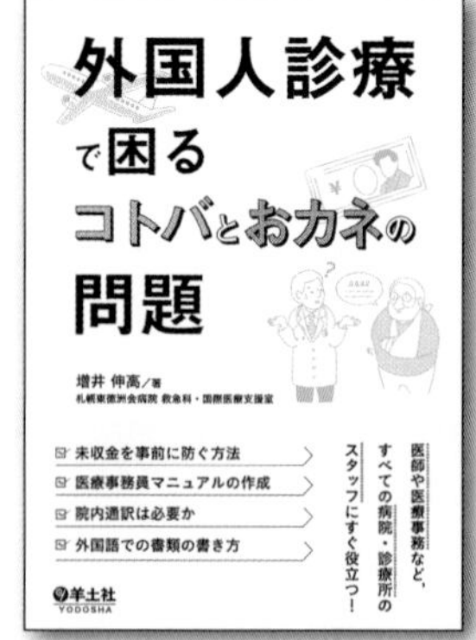


著／増井伸高

□ 定価(本体 2,800円+税)　□ B5判　□ 124頁　□ ISBN978-4-7581-1860-6

- 外国人医療の場で必ず起こる問題とその解決方法をすべて記載！
- 著者の経験から裏打ちされた具体的なノウハウを集めました
- 医師・看護師はもちろん，医療事務員や病院管理者も必読！

**外国人患者対応準備，まずは「これだけ」で大丈夫！**

---

# ABC of 臨床推論

## 診断エラーを回避する

編集／Nicola Cooper，John Frain　監訳／宮田靖志

□ 定価(本体 3,200円+税)　□ B5判　□ 120頁　□ ISBN978-4-7581-1848-4

- 欧米で研究が進む診断エラーの知見を交えて，臨床推論の基本を解説
- 推論過程に関わる認知バイアス，ヒューマンファクターの解説も充実
- 初学者だけでなく，診断的思考のアップデートをしたい方にもおすすめ

**診断エラーはなぜ起こる？どう防ぐ？診断の質向上に役立つ1冊**

---

# ABC of 臨床コミュニケーション

## 医療をスムーズにする“伝える/聞き取る”技術

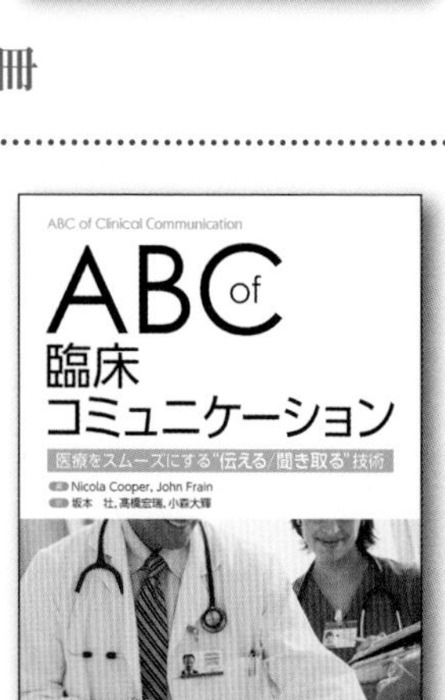


編集／Nicola Cooper，John Frain　訳／坂本壮，髙橋宏瑞，小森大輝

□ 定価(本体 3,600円+税)　□ B5判　□ 144頁　□ ISBN978-4-7581-1870-5

- 基本となる診察のモデルを理解し，相手に合わせて適切に情報を伝え，引き出す技術を学ぶ
- 終末期などの難しい診察からチーム医療，記録の書き方までフォロー

**患者・同僚とのコミュニケーションを基礎から学ぶ**

---

発行 羊土社 YODOSHA

〒101-0052　東京都千代田区神田小川町2-5-1　TEL 03(5282)1211　FAX 03(5282)1212
E-mail：eigyo@yodosha.co.jp
URL：www.yodosha.co.jp/

ご注文は最寄りの書店，または小社営業部まで

# こんなにも面白い医学の世界

へぇ そうなんだー

## からだのトリビア教えます

中尾篤典
（岡山大学医学部 救命救急・災害医学）

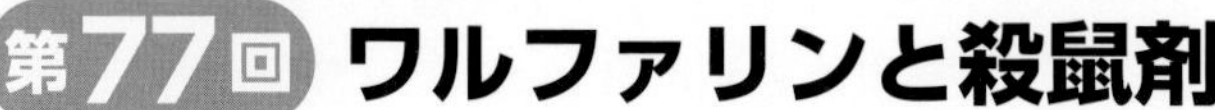

## 第77回 ワルファリンと殺鼠剤

われわれの研究室では，救急医学の研究のために犠牲となったネズミの祭壇をつくり，日々感謝しています．しかし，研究室の外ではネズミは感染症を媒介したり，大切なものをかじったりする嫌われ者で，ネズミを駆除するために古くから殺鼠剤が使われてきました．

この殺鼠剤の主成分は，皆さんがよくご存知の抗凝固薬ワルファリンです．ワルファリンの発見は，1920年代に米国中西部で起きた大量の牛の変死事件がきっかけです．牛の飼い主の酪農家と獣医は，牛の死因が大量出血であり，カビが生えたスイートクローバーという牧草に原因があることを突き止めました．その後，研究のためにスイートクローバーの葉と死んだ牛の血液がウィスコンシン大学に運ばれ，原因となる物質が同定されました．それがワルファリンです．ワルファリンという名前は，ウィスコンシン大学研究基金（Wisconsin Alumni Research Foundation：WARF）にちなんでつけられています．

その後，殺鼠剤として使われてきたワルファリンですが，ヒトに安全に使えることがわかり1954年に医薬品として承認され，現在では最も頻用されている抗凝固薬としてWHOの必修医薬品リストに入っています．承認された当時は殺鼠剤に使われているような薬を誰も飲みたがらず，なかなか患者さんに使われることはありませんでした．しかし，1955年に当時の米国のアイゼンハワー大統領が心臓発作を起こしたときに処方されたため，一気に知名度が上がったといわれています．

ワルファリンの作用を減弱させるのはご存知の通り脂溶性ビタミンであるビタミンKです．デンマーク人のDam博士が鶏に脂質を制限した食事を与える実験をしている最中に多くの出血がみられたことをきっかけに発見され，1943年のノーベル賞を受賞しました[1]．ビタミンKの「K」はデンマーク語の「koagulation（凝固）」が由来という説があります．

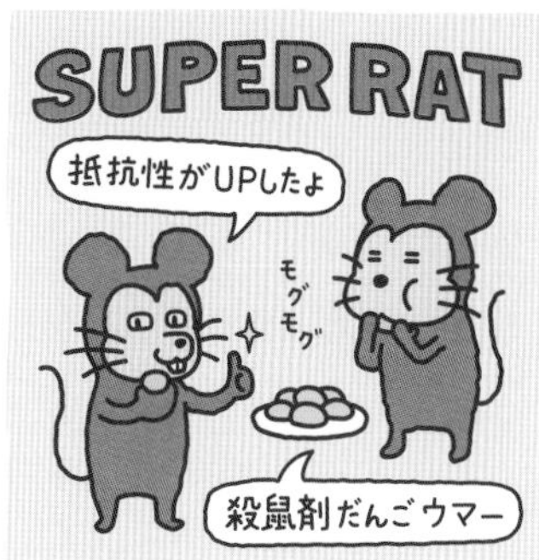
SUPER RAT
抵抗性がUPしたよ
モグモグ
殺鼠剤だんごウマー

ちなみに東京のドブネズミやクマネズミは，いまや80％以上がワルファリンに対する抵抗性を獲得してしまったそうです．従来の殺鼠剤が効かず増え続けるので，これらはスーパーラットと呼ばれています[2]．

### 文 献

1） Dam, H.：The antihaemorrhagic vitamin of the chick. Biochem J, 29：1273?1285, 1935（PMID：16745789）
2） Li T, et al：Identification of the gene for vitamin K epoxide reductase. Nature, 427：541-544, 2004（PMID：14765195）

# Dr.ヤンデルの勝手に索引作ります！

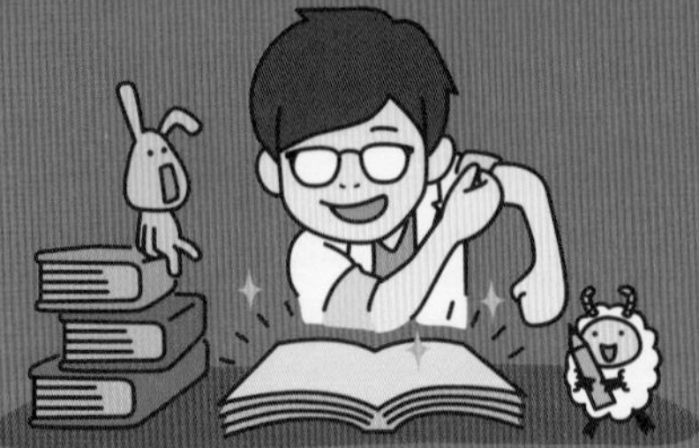

通読できるように作られた医学書の索引を、市原が勝手に作り直して遊びます。

市原　真

## 第4回 外科の動きかたで勝手に索引！

今回のお題本

**研修医のための外科の診かた，動きかた**
写真と症例でイメージできる診察から基本手技・手術，全身管理
山岸文範／著

■ 定価（本体 4,800円＋税） ■ B5判
■ 359頁 ■ ISBN 978-4-7581-1852-1

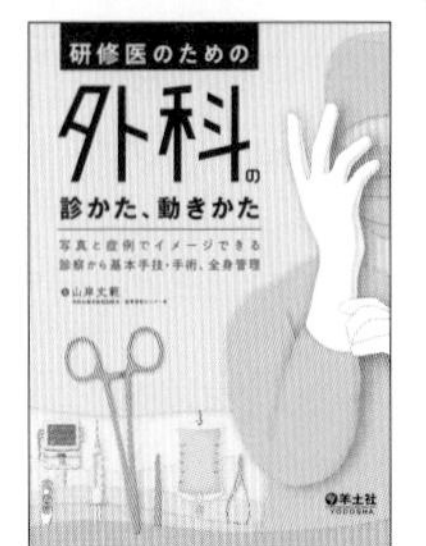

私は今42歳，医師17年目であるが，「これまで外科系の本をなんとなく敬遠してきた自分」に対するかなり強めの後悔がある．病理医だから外科の本は解剖以外読まなくてもいいや……という気持ちでいたかつての自分，ああ，無知でオロカだった．なぜそこに宝の山があることに気づかなかったのか！ 手をドラえもんのように丸くして頭をポコポコ殴ってみたい思いでいっぱいだ．リアルガチな拳はちょっときついものがあるのでウレタン製くらいでいいけれど．

ともあれ，17年前とは言わないが，せめて10年早く「研修医向けの外科系教科書」を読んでおくべきだった．今になって必死で読みまくっている．うおおなるほど，うわあなるほど，と毎日のように叫んでいる．主に脳内で，たまにツイッターで．

おせっかいかもしれないけれど,「しくじり先生」的に申し上げておこう．これから内科系に進む研修医や，いわゆるマイナー科に進む研修医のみなさん．外科系の本を見逃すな．ここは穴場だ．そしてパラダイスである．先月の「外科センス」もよかったが，今月もいいぞ．

なぜ外科系の本をそんなに推すのかって？ 疾病1つ1つを掘り下げていく内容もさることながら,「疾病に関わらず，患者の状態を維持するための知恵」が満載だからだ．これだとわかりにくいだろうか？ 一言でまとめると,「病棟テクニック」が手に入るのである．

今回の「勝手に索引」を見ていただこう．いつものように，Webでは完全版を公開．本項では一部を抜き出して説明する．さっそく以下の項目を見てほしい．「ぐっ」とくるぞ．

▼第4回 完全索引

### 市原のオリジナル索引①

| 読み | 項目 | サブ項目 | 掲載ページ |
|---|---|---|---|
| かいだん | 階段を上れるか | | 53 |
| かいふく | 開腹 | しっかりした診断ができなくても緊急──する | 36 |
| | | ── | 71 |
| | | ──時に助手になったら，早速鑷子でガーゼをつかんで待機 | 83 |
| | | 執刀医の位置に立って「──をさせて」とアピールしよう！ | 88 |
| かおすで | カオスです | | 90 |

### 市原のオリジナル索引②

| 読み | 項目 | サブ項目 | 掲載ページ |
|---|---|---|---|
| しょくし | 触診と併せてみるX線上の大腸の所見ポイント | | 31 |
| しょしん | 初診時に注意すべき点 | | 53 |
| しょっく | ショックにまでなっているのに診断がつかない！という窮地に追い込まれたときに思い出してください | | 36 |

救急外来で研修医が最も気にかけているであろう**「緊急手術って結局どういうケースで行うの？」**や，**「一刻一秒を争う病態かどうかをどう判断するの？」**という，岐路に立たされたとき御用達の知恵．こういうのを読んだ経験があるかないかで，たぶん，いざというときの判断が「2分」早くなる．

ただし本書は「ERでの判断を速くする技術」ばかりが書かれているわけではない．というか，それ以外の要素に滋味がある．

序盤，まず診察についてのあれこれ，すなわち手術「前」にやることの記載がはじまる．見逃してはいけない疾患のサイン，細かな診察手技のコツ，頭から足までを系統的に探っていくときのポイント…….

これらを踏まえて，次に手術「中」にやることが分厚くカバーされる．糸結びなどの手技からオペの流れまでを網羅できる．もっとも，網羅するとはいってもそこは「通読系の教科書」なので，羅列された箇条書きをただ読み下していくのとは違い，「ストーリーが思い浮かぶような読書」が可能になっていて，読みやすい．

すなわち序盤から中盤にかけて「あー確かに外科の本だよねー」と，読む前の印象を裏切らない王道展開が続くのだ．そして本書の真のかっこよさはこの先にある．「手術前」「手術中」ときたら，次にやってくるのはご想像の通り，「手術後」．

大量の紙幅を割いて，**「第4章 全身管理で勉強しよう」**が展開される．……ここが秀逸！ ありとあらゆる研修医にとって，第4章は必読だろう．将来進む先が皮膚科だろうが精神科だろうが関係ない．病棟を管理しない医者なんてほとんどいないからだ．病棟を直接管理しない病理医（である私）ですら，病棟で起こったトラブルに端を発する患者の変化は診断しなければいけないわけで，全医師にとって病棟における全身管理の勘所は一大テーマであろう．

そもそも，初期研修医が毎日悩む内容のほとんどは，「病棟で患者をどう診るか，病棟でスタッフのためにどう動くか」であろうと思われる．主執刀するわけでもなく，自分の責任で処方しまくるわけでもないが，患者の微細な変化に目を配り，チームの一員となって目を使い手を動かせ，それがお前が今ここにいる意味だと叱咤激励される毎日．医学部時代に教わったことと無関係とまでは言わないが，机上の論理とは似て非なる，現場の論理に摩耗する．「研修医マニュアル」に必死で目を通す．そんな研修医の日常において，本書はギラリと存在感を発する．

私は狂ったように蛍光ペンを引きまくった．これこれ！ こういうのを知っておきたかった！ 意外と本で読んだ記憶がない，でも，今日もどこかの病棟で展開されているであろう経験知とエビデンス．

ここであらためて索引を見てみよう．するといろいろわかることがある．

## 市原のオリジナル索引③

| 読み | 項目 | サブ項目 | 掲載ページ |
|---|---|---|---|
| さっとつ | さっと強く入れると，組織がキレる前に指導医がキレる | | 82 |
| さゆう | 左右の腹直筋鞘が癒合しているところ（白線） | | 71 |
| じかく | 痔核 | 内――は通常軟らかいため，よほど経験を積まないと直腸診ではわからない | 129 |
| | | 肛門粘膜下には，血管，動静脈吻合，結合織，粘膜下筋でつくられるクッションがあり | 129 |
| | | 排便時に怒責をくり返すことでクッションが引き伸ばされ断裂し血管が増生し内――になる | 129 |
| | | 歯状線の外側に浮腫，炎症が波及したり血栓（外――）ができたりすると強い痛みが発生 | 129 |
| | | まず「血液は真っ赤ですか？ 紙に付きますか？」と聞きます | 129 |
| | | 内――には動静脈の短絡がある | 129 |
| | | 排便時間を短く（2～3分以内）にするよう指導 | 130 |
| | | 5分間でも長い | 130 |
| | | 残便感があっても排便努力を切り上げ，肛門を洗浄する | 130 |
| | | Goligher分類 | 130 |
| | | 肛門周囲に膿瘍がみられる場合 | 131 |

ざくざく索引を作っていくと，「外科医が得意とする疾病」が幅広く記載されていることに気づく．虫垂炎，痔核，ヘルニア，腸閉塞……．疾病のメカニズムから，対処法，そして外科手術の勘所までがまとめてあって，便利だ．「そうそう，外科の教科書っていうなら，こういう内容を書いてなくっちゃねぇ」と納得されること請け合い．

しかし，本書はそこに留まらない．たとえば以下のような項目をチェックしてほしい．

## 市原のオリジナル索引④

| 読み | 項目 | サブ項目 | 掲載ページ |
|---|---|---|---|
| しゅうじゅ | 周術期の循環器合併症 | 術前術後に合併する循環器異常のなかでも，特に代表的なもの | 166 |
| | | Nohria分類のB，すなわちwet & warmが多い | 166 |
| | | Nohriaの分類は身体所見〔うっ血と組織低灌流（低血圧）の組合わせ〕で分けた心機能分類 | 166 |
| | | 第1病日あたりに眼球結膜に浮腫が出現することがあります | 166 |
| | | サードスペースにあった水分が急速に血管内へ戻る | 166 |
| | | 高齢者では術前に指摘されていない拡張障害が併存していることが多い | 166 |
| | | Nohria Lの低血圧はみられるがうっ血はない状態 | 167 |
| | | 下肢挙上で血圧が上昇するかを見るのもよい判定法 | 167 |
| | | Nohria Cの肺水腫の所見とともに血圧も低い場合 | 167 |
| | | 時々，ご飯をおごりましょう | 167 |
| | | 心臓に合併症のあるケース | 168 |
| | | 安定狭心症 ⇒ 階段を2階分上って大丈夫なら手術もOK | 169 |
| | | 大抵，ニトロール®をカバンにもっていたりします | 169 |
| | | 胸骨上に握りこぶしを乗せ，ぎゅっと握りしめるLevine徴候として表現されるのか | 169 |
| | | 負荷心電図で心拍数と収縮期血圧の積であるdouble productも有用で15,000ほどあると安心 | 169 |
| | | RCRIでリスクが高いとされるような患者さん | 169 |
| | | 結果的には心筋梗塞の発生を避けることができなかった | 169 |
| | | スタチンを処方しておくのは新たなACS予防の役に立ちそう | 170 |
| | | ACSの治療完了から外科手術までは最低60日空ける | 170 |
| | | 緊急手術は本当に危ないので，死亡リスクについて十分に家族に説明 | 170 |
| | | 胸痛はみられないことがあります．むしろ息切れ，冷感，低血圧などの症状が多い印象 | 171 |
| | | 80歳以上となると，腹痛，嘔気，嘔吐が主症状になります | 171 |
| | | 心電図モニターでは洞性頻脈が最も多い異常 | 171 |
| | | 虚血性心疾患であっても心電図が正常な症例は10～21.9％もあるので，くり返し心電図をとるべきなのはER症例と一緒 | 171 |
| | | … | … |

**「周術期の循環器合併症」**について体系的に書籍で読んだのははじめてかもしれない（なお，この項目はまだまだ続くのだが紙面の都合で一部だけを掲載する）．手術という侵襲が体に加わることで，具体的で多彩な症状が起こり，シーンごとに異なる対処が求められる．

## 市原のオリジナル索引⑤

| 読み | 項目 | サブ項目 | 掲載ページ |
|---|---|---|---|
| じゅつご | 術後呼吸状態のチェックポイント | 呼吸数の報告がない場合は必ず確認を！ | 193 |
| | | ダウン症においては常に舌を口から出していることがあり，巨舌による換気不全を術前に予測しておく必要がある | 193 |
| | | 呼吸不全の最も多い原因は分泌物，喀痰による部分的な換気不良，すなわち“換気／血流比の低下”です | 194 |
| | | 高齢者では弾性力の低下に伴って細気管支の呼気時の閉塞部分（closing volume：CV）が多くなります | 194 |
| | | 酸素需要は発熱や術後振戦により術前の170％ほどにまで増加することがあります | 195 |
| | | 手術直後から1日目：換気不全が多い！ | 195 |
| | | 手術が終わって抜管し病棟へ戻るところからのチェックポイント | 195 |
| | | 翌日以降の呼吸不全は診断に時間をかける余裕があります | 195 |
| | | まさかと思ったが硬膜穿孔による呼吸筋抑制なんてのも起きるんだという経験 | 196 |
| | | 手術直後の換気障害に対する初期治療 | 197 |
| | | ところで酸素投与はいつ中止するのか？ | 198 |
| | | 術後2日目から：肺水腫／心不全が多い！ | 199 |
| | | 経験豊富な優秀な看護師から「患者さんが溺れていますよ」ってコールがあります | 199 |
| | | よっぽどひどくなければピンク色の喀痰にはなりません | 199 |
| | | 基本的な身体所見で患者さんの変化を早期に把握する医師の姿勢が患者さんを救う鍵に | 199 |
| | | 門脈圧亢進症があったうえでの呼吸不全なので肝肺症候群が合併した可能性もある | 201 |
| | | 血液ガス分析は腹膜炎術後などでアシドーシス評価をくり返す場合には採血の簡単な静脈血でOK | 201 |
| | | $SpO_2$と$PaO_2$の関係を知っておくと結構便利 | 202 |

うーん，シブい！「**経験豊富な看護師から『患者さんが溺れていますよ』ってコールがあります**」なんて，考えたくないけれどしょっちゅう遭遇しそうなシーンではないか．本書はとにかくこの「現場での多彩さをカバーし，全身をきちんと管理するための知恵」が満載なのだ．

とかく，医学部時代には，初診の患者，救急の患者を中心に，シンプルな診断カスケードに乗っかった「一本道の因果」を学びがちだ．しかし，いざ医療現場で働き始めた途端に遭遇するのは，「複数の問題点を抱えた患者」や，「院内の処置によってリスクが倍増した患者」ばかり．臨床試験に登録できる患者のような，65歳未満，命に関わる既往歴なし，多重服薬歴なし，PS良好な固形癌患者に出会うことのほうが稀だし，ガイドラインを見ながら「Aという薬がBという薬よりもちょっとだけ良く効きます」，なんて単純なシチュエーションにも意外とお目にかからない．**世はまさに，マルチモビディティ診療全盛時代**．「習ったとおりにいかない毎日」を乗り越えるためには，歴戦の外科医の言が頼りになる．

## 市原のオリジナル索引⑥

| 読み | 項目 | サブ項目 | 掲載ページ |
|---|---|---|---|
| じゅつご | 術後乏尿と急性腎不全 | 乏尿（0.5 mL/kg/時）が6時間以上続いたり，Cr 0.3 mg/dL以上の上昇をみたら急性腎不全を疑う | 223 |
| | | 術後によくみられる乏尿の多くは生理的な反応です | 223 |
| | | 乏尿，無尿という報告を看護師から受けたら，筆者は患者さんの頸静脈を診て，腋窩を触り，下腹部を触診しています | 223 |
| | | せん妄になった男性患者が導尿カテーテルを引っ張って尿道の途中に留まっていることがあります | 223 |
| | | 腎前性腎障害のリスクは循環血漿量が少ない時期でのNSAIDsの使用が代表的 | 224 |
| | | 急性尿細管壊死は虚血と薬剤が原因となることが多い | 224 |
| | | 腎後性として単純にフォーレカテーテルの血栓などによる詰まりがみられることがあります | 224 |
| | | 術後乏尿の主な原因である循環血漿量の低下をどうやって見分けますか | 224 |
| | | 術後の生理的な乏尿であればレニン-アンギオテンシン-アルドステロン系の作用によりNaと水分は再吸収され，尿中Naは低下します | 225 |
| | | 結膜の浮腫がサードスペースへの水分貯留を示すことがある | 225 |

| じゅつぜ | 術前からの透析患者への対応 | 透析患者に対する意識は周術期の点滴量を減らすことにのみ向きがちだがそこが1番ではない | 221 |
|---|---|---|---|
| | | 透析から心筋梗塞に至る一本道があると考えよう | 221 |
| | | 周術期に輸液された水分は血管内や細胞外液とは平衡関係のないサードスペースに取り込まれてしまいます | 221 |
| | | 術後疼痛ではアセトアミンフェンとフェンタニルが使いやすい | 222 |

「**透析患者に対する意識は周術期の点滴量を減らすことにのみ向きがちだがそこが1番ではない**」とか,「**乏尿，無尿という報告を看護師から受けたら，筆者は患者さんの頸静脈を診て，腋窩を触り，下腹部を触診しています**」とか,「**透析から心筋梗塞に至る一本道があると考えよう**」とか．このナラティブ，良いでしょう．こういうのどんどん読みたいと思うでしょう．そうでもない？ まあ人それぞれかもしれない，けど，私はこういうものこそ，本で読んでおきたいと思うほうである．

外科医の病棟管理に必要なのは，誤解をおそれずに言えば「外科学」じゃない．そこにあるのは診断と治療のくり返し，さらに言えば，術前・術後に患者の体調をベターにキープするための「**維持管理学**」であろう．すなわち本書は外科の本というだけではなくて（まあ外科の入門書としても優れているのだけれど），維持管理学を学ぶための本なのだ．

通常，医療においては診断と治療と維持とが三位一体になって進んでいくが（これを私は**医療の三角形**と名付けた），病院内外で維持管理というと，患者とのコミュニケーションを元に患者の日常を手伝う看護師や介護士，ケアマネージャーやソーシャルワーカー，栄養士や言語聴覚士など，医師以外の職種による働きが大きいように感じる．しかし医師だって維持はする．術後の患者に何が起こるかをじっくり勉強することは，まさに，医者っぽい．じっくり通読したらいいと思う．

◆ ◆ ◆

以上，絶賛しまくった本書であるが……スーさん（担当編集者）に1つだけ，愚痴ったことがある．この本の後半部，全身管理の第4章は，通読型というよりは網羅型，辞書型に構成されている．だから「オリジナルの索引」を作るのはすごく大変だった．項目だけを抽出すると「ふつうの索引」になってしまうのだ！ ……ふつうの索引を作って何がいけないのか，みたいなツッコミは甘んじて引き受ける（スーさんもとばっちりだ）．でも，普通に勉強しても，つまんないでしょう？

## Profile

**市原　真**（Shin Ichihara）
JA北海道厚生連 札幌厚生病院病理診断科 主任部長
twitter　：@Dr_yandel
略　　歴：2003年 北海道大学医学部卒業，2007年3月 北海道大学大学院医学研究科 分子細胞病理学博士課程修了・医学博士
所属学会：日本病理学会（病理専門医，病理専門医研修指導医，学術評議員・社会への情報発信委員会委員），日本臨床細胞学会（細胞診専門医），日本臨床検査医学会（臨床検査管理医）

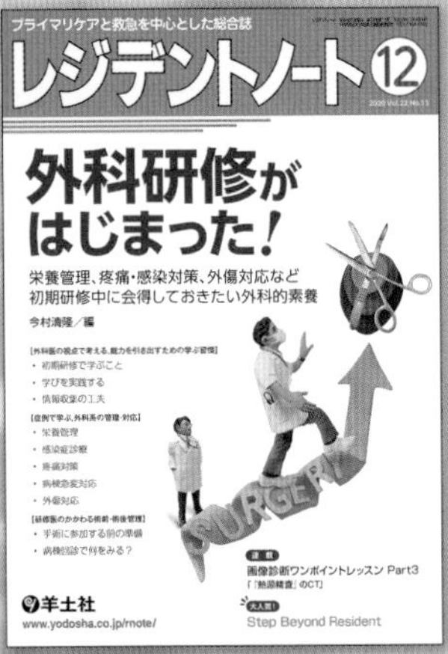

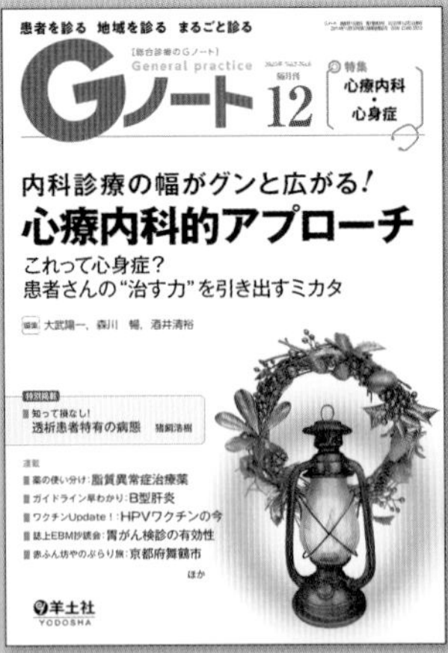

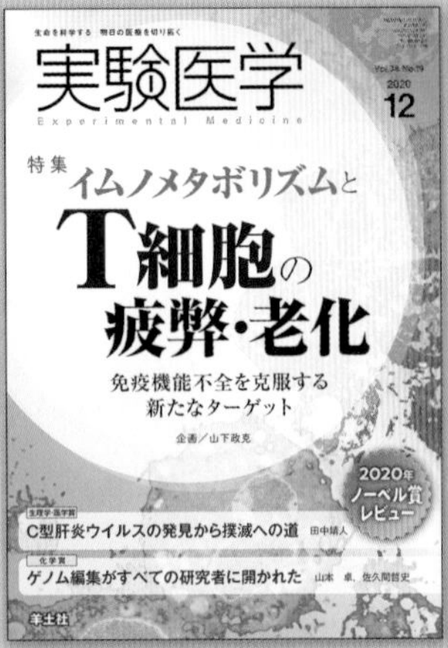

# 対岸の火事 他山の石

研修医が知って得する日常診療のツボ

中島 伸

他人の失敗を「対岸の火事」と笑い飛ばすもよし，「他山の石」と教訓にするのもよし．研修医時代は言うに及ばず，現在も臨床現場で悪戦苦闘している筆者が，自らの経験に基づいた日常診療のツボを語ります．

## その233 手術上達のヒント（その3）

前回（2021年1月号）は縫合・結紮について，練習のためのセッティングを紹介しました．今回は緩まない結紮をどう行うか，ということを4つのポイントで説明したいと思います．ただし，私自身は系統的に結紮を教わったわけではなく，今回紹介するのは，手術中に断片的に見聞きしたことに自分で考えた理屈を加えた説明であることをご承知ください．もっとよい方法があれば，読者の皆さん自身が積極的に取り入れることをお勧めします．

### 上手な結紮とは，よく締まり，緩まない結紮である

上手な結紮を一言でいうなら「よく締まり，緩まない」ということにつきます．このことを説明するために，まずは男結び（square knot），女結び（granny knot）を述べます．これらは第1結紮と第2結紮の関係を表しています（図1A）．

女結びの場合，少々適当に結んでも後から締めることができます．いわゆる二度締めとか後締めと呼ばれるもので，この操作によってよく締めることができるわけです．しかし，女結びが緩みやすいのも確かです．したがって，女結びを行ったらもう1回結紮を追加して緩まないようにする必要があります．

一方，男結びの場合はいったん締めるとそこで固定されてしまうので，緩みにくいかわりに二度締めすることも難しくなってしまいます．したがって最初からキチンと結ぶ必要があります．私が研修医だったときには一般外科はもとより泌尿器科も産婦人科も，ほとんどの術者・助手がキチンとした男結びをしていました．

令和の今，自分の手技を省みると，最初から二度締めありきで女結び＋男結びを行っています（図1B）．外科医としての美学には反しますが，「よく締まり，緩まない」という結紮の目的は達成しており，また前回も述べたように頭皮も側頭筋も血流豊富な組織なので問題なく治癒しています．

### 摩擦力を稼いで緩まない結紮をめざせ

とはいえ，第1結紮から第2結紮にうつる間にいささかでも緩んでしまうとみっともないので，そうならないようにどうするべきか，というのは私にとっても大きな課題でした．そもそも結紮というのは糸同士の摩擦力を利用して緩まない状況をつくるものです．ということは，いかに摩擦力を稼ぐか，が重要です．日常生活においても，段ボール箱をつ

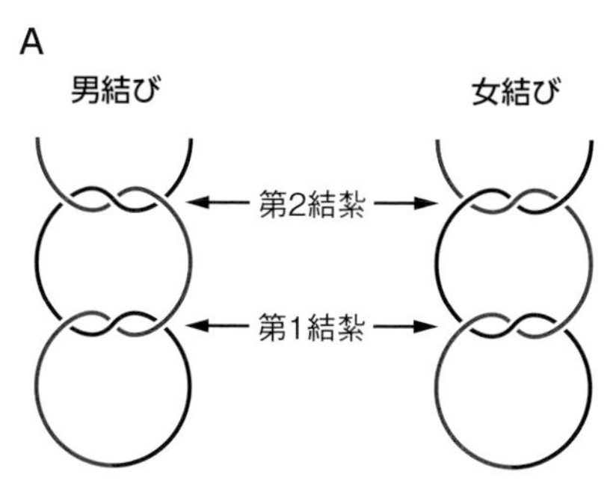


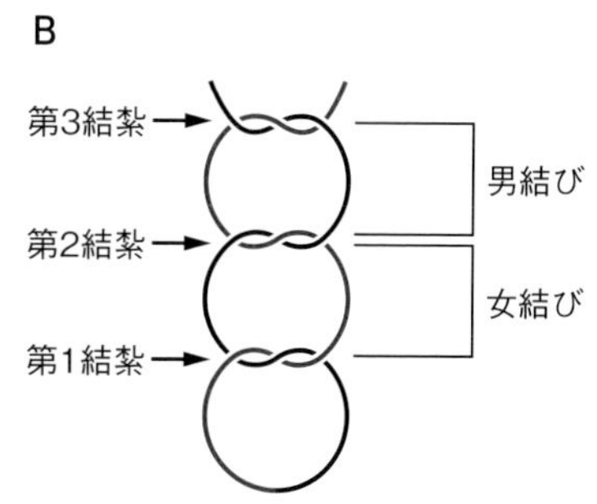


図1　結紮の種類

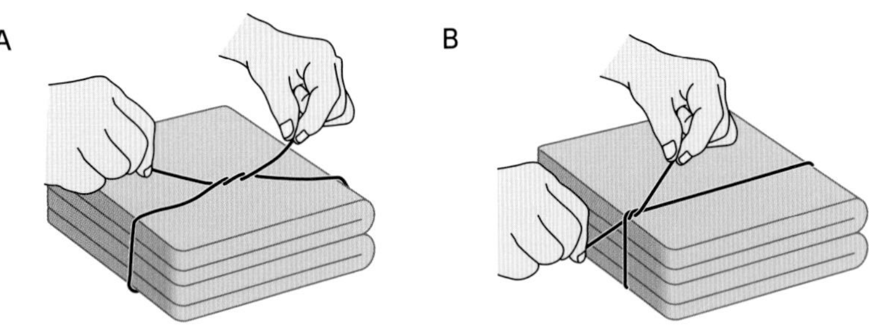


**図2　摩擦力を利用した結び方**
A）結び目が中央にくると緩みやすい．
B）結び目を角にもってくると緩みにくい．

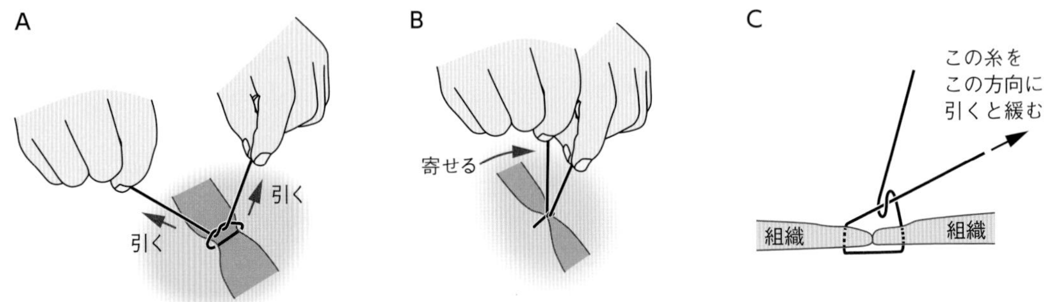


**図3　緩みにくい結紮（側頭筋膜）**
A）両方の糸を等分に少しずつ引いて寄せる．
B）結び目を一方に寄せてロックをかけると緩みにくくなる．
C）せっかくロックをかけても間違った糸を間違った方向に引くと緩んでしまう．

ぶしてまとめてヒモでくくるときに結び目を角にもってきて緩まないようにしているかと思いますが，これも糸同士の摩擦力に加えて，糸と段ボール箱との摩擦力を利用して緩まないようにする知恵です（図2A，B）．手術時の結紮でも同じように摩擦力を利用しなくてはなりません．

さて，脳外科の手術で第１結紮が緩みやすい状況の１つは，遠くにある側頭筋膜同士に針糸をかけて寄せるときの結紮です．まずは側頭筋膜を寄せなくてはならないのですが，これは両手にもった糸を等分に少しずつ糸を引き，組織を千切らないよう寄せることによって達成します（図3A）．

これを第１結紮として，次に，うまく寄せた２つの組織が緩まないまま第２結紮を加えなくてはなりません．このときに２つの組織の中間点に結紮点があると，どうしても摩擦力が足りず，第２結紮を加えるときに緩んでしまいがちです．そこで摩擦力を稼ぐために行うべきは，２つの組織を寄せた第１結紮の結紮点を端にずらすことです．これにより，糸と糸の摩擦力に糸と組織の摩擦力が加わり緩まないようにできます．さらに，片方の糸を寄せると「クッ」という手ごたえとともに結び目が動かなくなります．これがよく「ロックをかける」と表現される状態です．こうしておけば緩みにくくなるので，安心して第２結紮にとりかかることが可能になります（図3B）．

側頭筋膜を寄せて第１結紮を行い，結び目を寄せて第２結紮にうつるときに注意すべきは，たとえロックをかけていても，間違った糸を間違った方向に引っ張ったりするとたちまち第１結紮が緩んでしまうことです（図3C）．これは陥りやすい負けパターンなので，ぜひ避けるようにしてください．

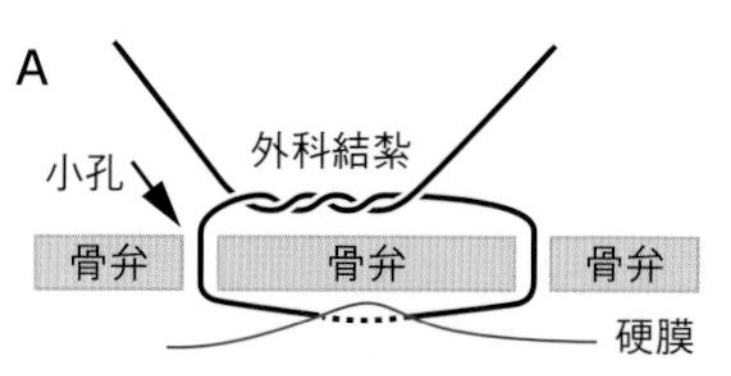


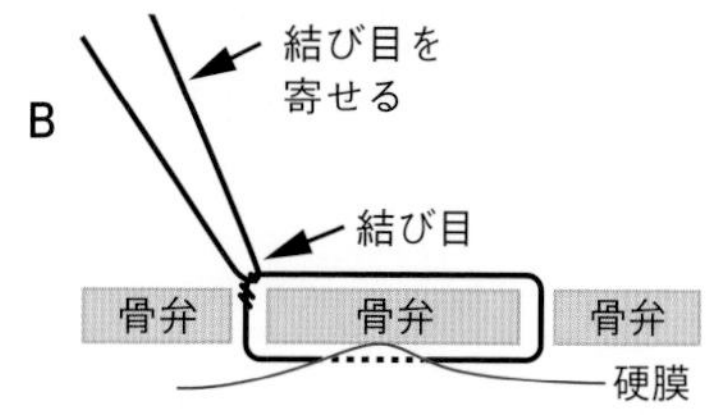


**図4　骨弁への硬膜の縫い付け（断面図）**
A）まず骨弁の中央で外科結紮を行う．
B）結び目を骨弁の小孔に押し込むとロックがかかって緩まなくなる．

実際の手術では「男結びだ，女結びだ」と一々考えている時間はないので，自分自身の必勝パターンをつくっておきましょう．その方法で確実に結べるようになってから，少しずつ必勝パターンの数を増やしていくのが得策かと思います．最初からありとあらゆる華麗な結紮法をマスターする必要はありません．

## 骨弁や骨縁の小孔に結び目を押し込んでロックせよ

脳外科特有の結紮技術に骨弁や骨縁への硬膜の縫い付けがあることは前回述べました．この際，第1結紮を結び目の大きな外科結紮にしておき，その結び目を骨弁に開けた小孔に押し込むとロックがかかるので，第2結紮を行うときに緩まなくなります（図4A，B）．

## 上手な人の結紮をお手本にせよ

何事もお手本を見つけて，「自分もああいうふうにカッコよく結べるようになりたいなあ」と思いながら練習するのが上達のコツだと思います．自分の勤務する施設の指導医に結紮の上手な人がいれば，ぜひ，そのやり方を教えてもらい，真似をしましょう．もし，身近にお手本となるような人がいなければYouTubeの動画が参考になります．私が見て「上手い！」と思ったのは，Hirokimiya氏の「P1010386 120213外科片手片手連続で」[1]やJPSikaHunter氏の「外科の糸結び」[2]です．両先生とも結紮対象物を全く動かすことなく軽々と結紮を行っています．また上皇陛下の執刀医である心臓血管外科の天野篤教授の動画も無数に存在し，そちらの方でも鮮やかな結紮動作がみられます．何でも天野先生は1分間に70結紮が可能なのだとか．

これら上手な人の結紮を見て，そのイメージを自分が実現できるように何度も練習すると，少しずつではあっても近づくことができるはず．ひたすら練習あるのみです．

ということで，私自身が今も苦労している緩まない結紮の方法について述べました．読者の皆様にとって，少しでもヒントになれば幸いです．

※次回は手術上達のヒント（その4）として，新しい機器の使用法習得や画像活用法などについて述べます．

最後に1句

> よく締まり　緩まぬ結紮　基本なり
> 上手なお手本　めざして稽古

## 文　献

1）Hirokimiya：P1010386 120213外科片手片手連続で．YouTube，2012
https://youtu.be/slqrrl6Clvl
2）JPSikaHunter：外科の糸結び．YouTube，2015
https://youtu.be/lY1JzYlpAkQ

中島　伸
（国立病院機構大阪医療センター脳神経外科・総合診療科）

**著者自己紹介**：1984年大阪大学卒業．
脳神経外科・総合診療科のほかに麻酔科，放射線科，救急などを経験しました．

各研究分野を完全網羅した最新レビュー集

# 実験医学増刊号

年８冊発行　[B5判]
定価（本体5,400円+税）

Vol.39 No.2（2021年1月発行）

近刊!!

Now Printing

## パンデミック時代の
# 感染症研究

**病原体の病原性、多様性、生活環から**
**新型コロナウイルスを取り巻く社会の動きまで**

編集／嘉糠洋陸

発行　羊土社　YODOSHA
〒101-0052　東京都千代田区神田小川町2-5-1　TEL 03(5282)1211　FAX 03(5282)1212
E-mail：eigyo@yodosha.co.jp
URL：www.yodosha.co.jp/
ご注文は最寄りの書店，または小社営業部まで

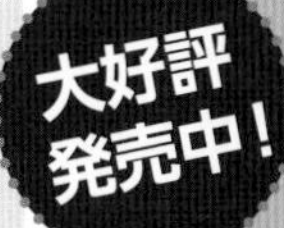


プライマリケアと救急を中心とした総合誌

# レジデントノート Back Number

定価（本体2,000円＋税）

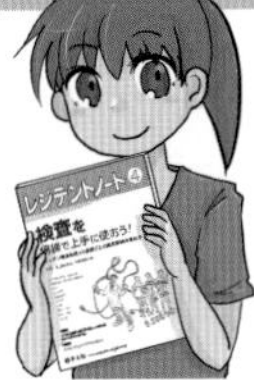

## お買い忘れの号はありませんか？
## すべての号がお役に立ちます！

### 2021年1月号（Vol.22 No.15）

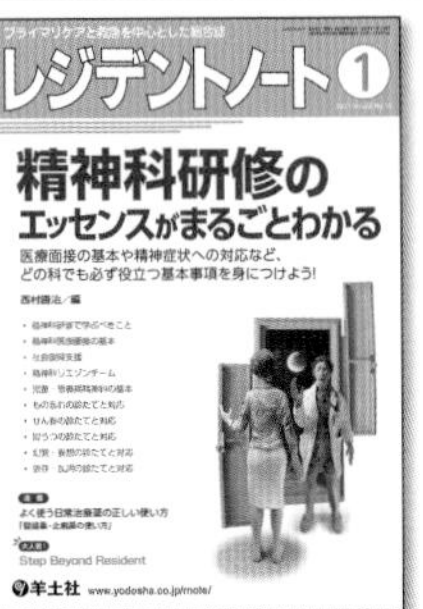

**精神科研修のエッセンスがまるごとわかる**

医療面接の基本や精神症状への対応など、どの科でも必ず役立つ基本事項を身につけよう！

編集／西村勝治

### 2020年12月号（Vol.22 No.13）

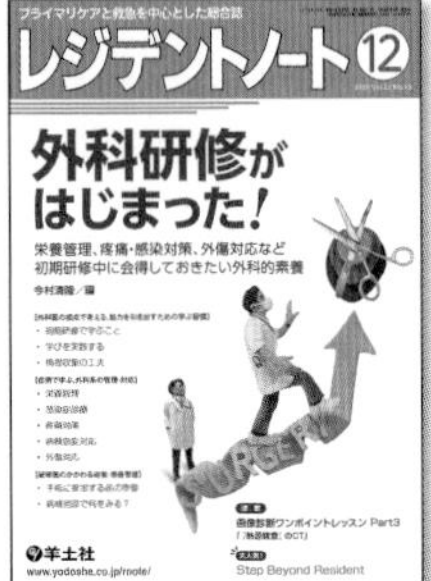

**外科研修がはじまった！**

栄養管理、疼痛・感染対策、外傷対応など初期研修中に会得しておきたい外科的素養

編集／今村清隆

### 2020年11月号（Vol.22 No.12）

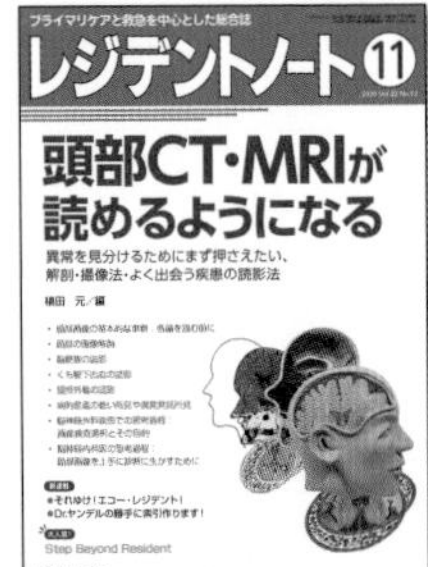

**頭部CT・MRIが読めるようになる**

異常を見分けるためにまず押さえたい、解剖・撮像法・よく出会う疾患の読影法

編集／横田　元

### 2020年10月号（Vol.22 No.10）

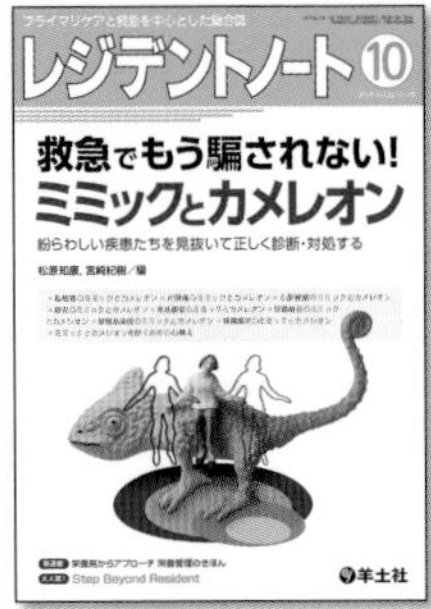

**救急でもう騙されない！ミミックとカメレオン**

紛らわしい疾患たちを見抜いて正しく診断・対処する

編集／松原知康，宮崎紀樹

### 2020年9月号（Vol.22 No.9）

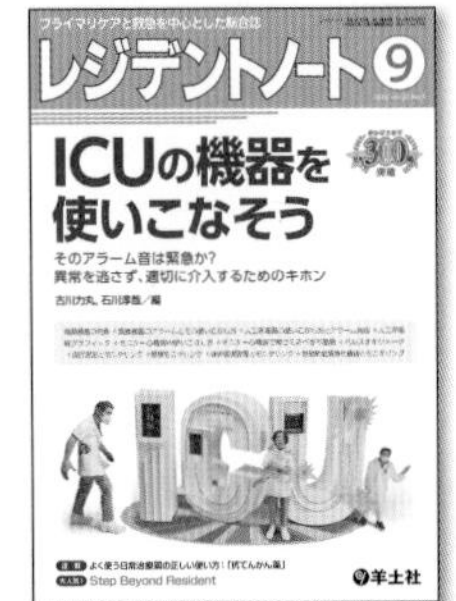

**ICUの機器を使いこなそう**

そのアラーム音は緊急か？異常を逃さず、適切に介入するためのキホン

編集／古川力丸，石川淳哉

### 2020年8月号（Vol.22 No.7）

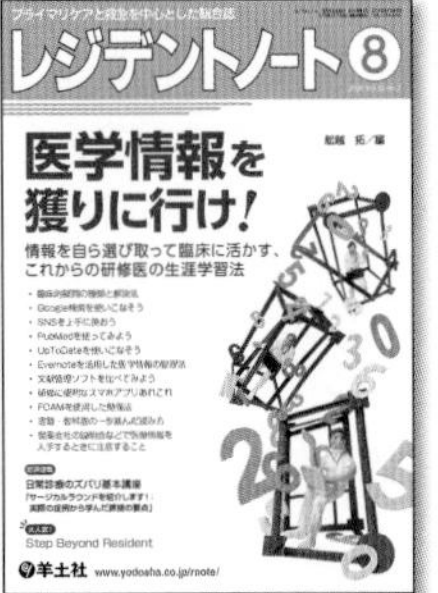

**医学情報を獲りに行け！**

情報を自ら選び取って臨床に活かす、これからの研修医の生涯学習法

編集／舩越　拓

## 2020年7月号（Vol.22 No.6）

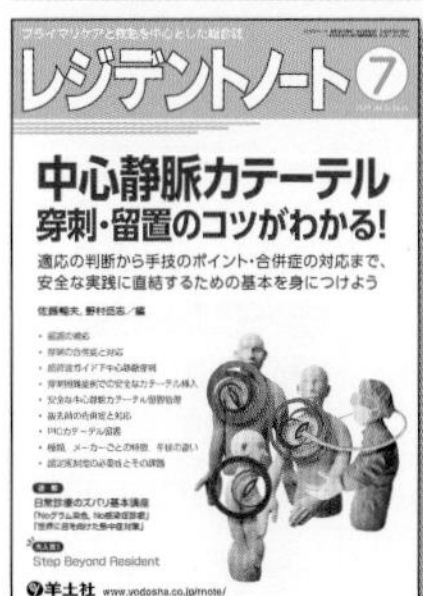

### 中心静脈カテーテル穿刺・留置のコツがわかる！

適応の判断から手技のポイント・合併症の対応まで、安全な実践に直結するための基本を身につけよう

編集／野村岳志，佐藤暢夫

## 2020年6月号（Vol.22 No.4）

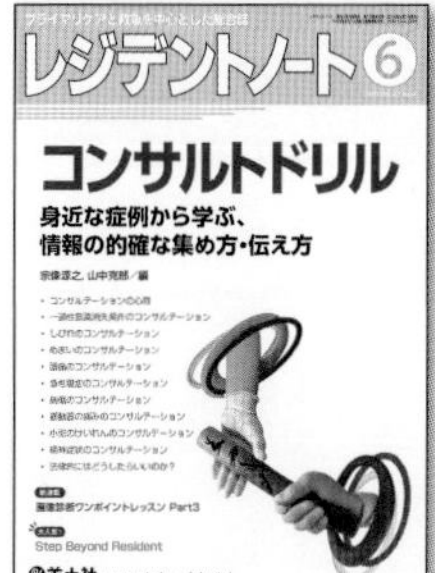

### コンサルトドリル

身近な症例から学ぶ、情報の的確な集め方・伝え方

編集／宗像源之，山中克郎

## 2020年5月号（Vol.22 No.3）

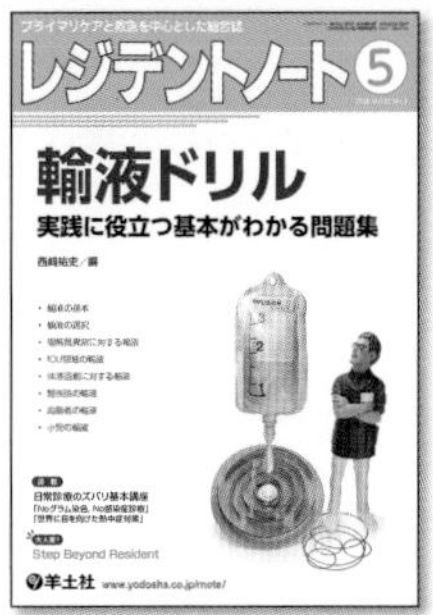

### 輸液ドリル

実践に役立つ基本がわかる問題集

編集／西﨑祐史

## 2020年4月号（Vol.22 No.1）

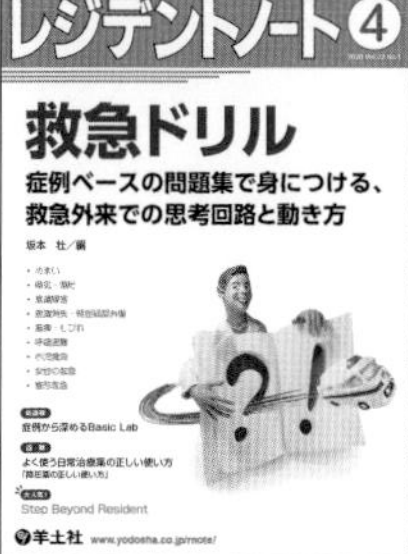

### 救急ドリル

症例ベースの問題集で身につける、救急外来での思考回路と動き方

編集／坂本　壮

## 2020年3月号（Vol.21 No.18）

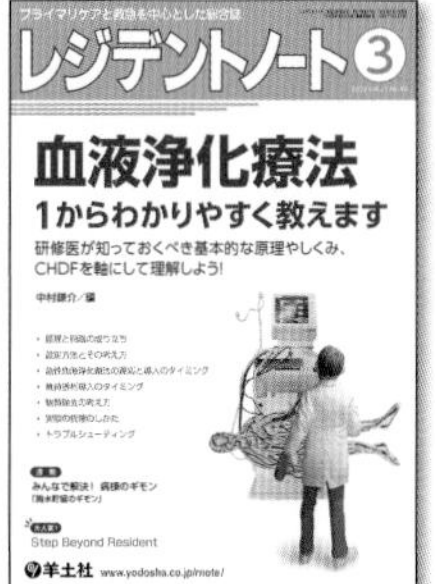

### 血液浄化療法 1からわかりやすく教えます

研修医が知っておくべき基本的な原理やしくみ、CHDFを軸にして理解しよう！

編集／中村謙介

## 2020年2月号（Vol.21 No.16）

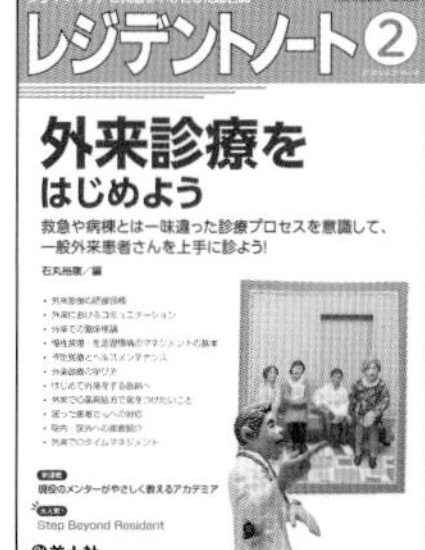

### 外来診療をはじめよう

救急や病棟とは一味違った診療プロセスを意識して、一般外来患者さんを上手に診よう！

編集／石丸裕康

以前の号はレジデントノートHPにてご覧ください ▶ www.yodosha.co.jp/rnote/

## バックナンバーのご購入は，今すぐ！

- お近くの書店で：レジデントノート取扱書店（小社ホームページをご覧ください）
- ホームページから www.yodosha.co.jp/
- 小社へ直接お申し込み
  TEL　03-5282-1211（営業）
  FAX　03-5282-1212

※ 年間定期購読もおすすめです！

## レジデントノート 電子版バックナンバー

現在市販されていない号を含む，レジデントノート月刊 既刊誌の創刊号～2016年度発行号までを，電子版（PDF）にて取り揃えております．

・購入後すぐに閲覧可能　・Windows/Macintosh/iOS/Android対応

詳細はレジデントノートHPにてご覧ください

# レジデントノート増刊

1つのテーマをより広くより深く

□ 年6冊発行　□ B5判

Vol.22 No.14　増刊（2020年12月発行）

## できる！使いたくなる！腹部エコー

解剖学的知識と臓器別の
走査・描出のコツ、異常所見を学ぶ

編集／岡庭信司

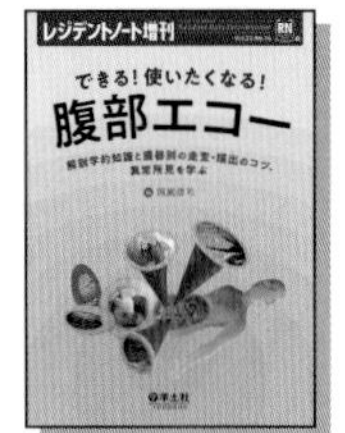

□ 定価（本体4,700円＋税）
□ ISBN978-4-7581-1654-1

Vol.22 No.11　増刊（2020年10月発行）

## がん患者の診かた・接し方 病棟・外来の最前線でできること

副作用・合併症・急性症状に対応する、
納得の緩和ケアを目指し、
家族とも適切に対話する

編集／山内照夫

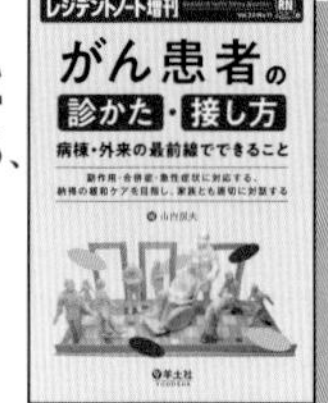

□ 定価（本体4,700円＋税）
□ ISBN978-4-7581-1651-0

Vol.22 No.8　増刊（2020年8月発行）

## 日常診療の質が上がる新常識

疾患、治療法、薬剤など
明日からの診療が変わる21項目

編集／仲里信彦

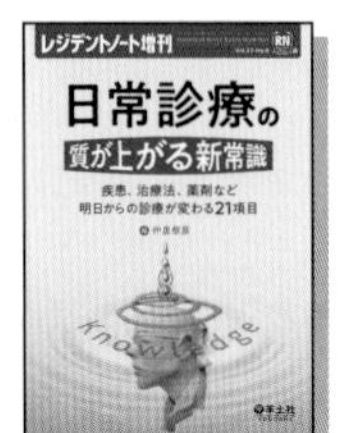

□ 定価（本体4,700円＋税）
□ ISBN978-4-7581-1648-0

Vol.22 No.5　増刊（2020年6月発行）

## 改訂版 糖尿病薬・インスリン治療 基本と使い分けUpdate

新しい薬剤・デバイス・エビデンスも
理解し、ベストな血糖管理を！

編集／弘世貴久

□ 定価（本体4,700円＋税）
□ ISBN978-4-7581-1645-9

Vol.22 No.2　増刊（2020年4月発行）

## 画像診断ドリル

救急医と放射線科医が伝授する
適切なオーダーと読影法

編集／藪田　実，篠塚　健

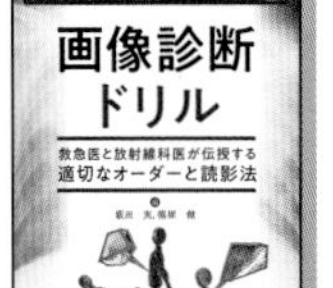

□ 定価（本体4,700円＋税）
□ ISBN978-4-7581-1642-8

Vol.21 No.17　増刊（2020年2月発行）

## 骨折を救急で見逃さない！

難易度別の症例画像で
上がる診断力

著／小淵岳恒

□ 定価（本体4,700円＋税）
□ ISBN978-4-7581-1639-8

Vol.21 No.14　増刊（2019年12月発行）

## 集中治療の基本、まずはここから！

臓器別の評価のしかたと
重症患者管理のポイントがわかる

編集／瀬尾龍太郎

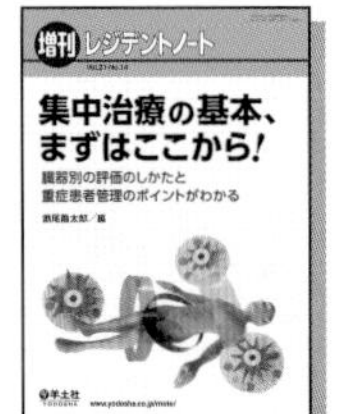

□ 定価（本体4,700円＋税）
□ ISBN978-4-7581-1636-7

Vol.21 No.11　増刊（2019年10月発行）

## 臨床写真図鑑―コモンな疾患編 集まれ！よくみる疾患の注目所見

あらゆる科で役立つ、知識・経験・
着眼点をシェアする81症例

編集／忽那賢志

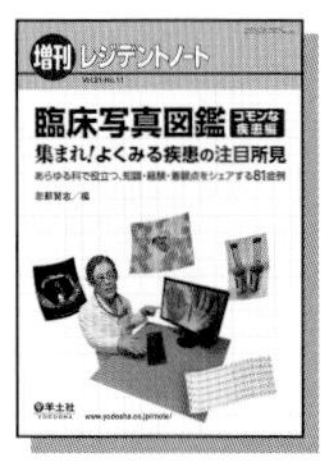

□ 定価（本体4,700円＋税）
□ ISBN978-4-7581-1633-6

Vol.21 No.8　増刊（2019年8月発行）

## ホスピタリスト直伝！入院診療 虎の巻

“いつ”“何をすべきか”がわかり、
内科急性期に強くなる！

編集／平岡栄治，江原　淳

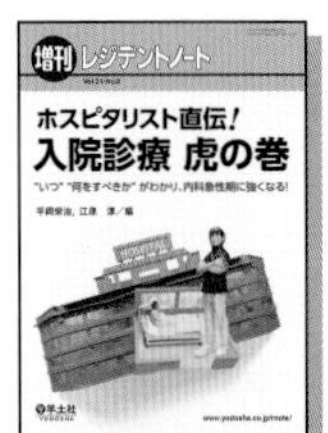

□ 定価（本体4,700円＋税）
□ ISBN978-4-7581-1630-5

Vol.21 No.5　増刊（2019年6月発行）

## 同効薬、納得の使い分け

根拠からわかる！ 症例でわかる！

編集／片岡仁美

□ 定価（本体4,700円＋税）
□ ISBN978-4-7581-1627-5

発行

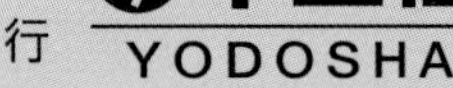



〒101-0052　東京都千代田区神田小川町2-5-1　TEL 03(5282)1211　FAX 03(5282)1212
E-mail：eigyo@yodosha.co.jp
URL：www.yodosha.co.jp/

ご注文は最寄りの書店，または小社営業部まで

# レジデントノート 次号 3月号 予告

(Vol.22 No.18) 2021年3月1日発行

## 特 集

# 救急・ICUでよく出会う循環器の薬の使い方（仮題）

編集／西山 慶（国立病院機構京都医療センター 救命救急センター）

救急外来やICUでの，循環器系薬剤の使用に苦手意識を持つ方は多いと伺います．今回はよく出会う悩ましい場面をあげ，その生理学的病態と薬理学的効果を踏まえた循環器系薬剤の処方の考え方をご解説いただきます．上級医に指示されたものを漫然と投与するのではなく，その適応や処方内容をよく考えて使用するための一助となる特集を目指します．

1）循環作動薬のエッセンス……京 道人

2）敗血症性ショック，輸液蘇生の後どうするか：カテコラミン・バソプレッシン・ステロイドの使い方……吉田浩輔

3）ICUでの頻脈性心房細動のレートコントロールはこうしよう：CCB？ BB？ それともDC？……津久田純平

4）専門医でなくてもこれだけは知っておきたい抗血小板療法……田崎淳一

5）専門医でなくてもこれだけは知っておきたい抗凝固療法……阿部 充

6）利尿薬：循環器専門医はこう使い分けている……多田朋弥

7）VFストームが来る！：抗不整脈剤とVA-ECMO……遠藤智之

8）循環不全の診断と治療にエコーをどう活用するか……松本 敬

## 連 載

● よく使う日常治療薬の正しい使い方

「甲状腺疾患に対する薬の正しい使い方」

……和栗雅子（地方独立行政法人 大阪府立病院機構大阪母子医療センター）

● なるほどわかった！ 日常診療のズバリ基本講座

「初学者のための皮膚閉鎖手技の要点－結紮真皮縫合法－」

……野間淳之，ほか（日本赤十字社和歌山医療センター 外科・消化管外科・肝胆膵外科）

**その他**

※タイトルはすべて仮題です．内容，執筆者は変更になることがございます．

### ◆ 編集部より ◆

2月号の特集は「採血検査」です．“何でもかんでも検査”はよくないと思いつつも，ではどのような根拠で何を考えどれを行えばいいのか，悩まれる方も多いのではないでしょうか．今回は救急外来・ICUという場にフォーカスを絞り，各検査項目を使いこなすための考え方をご解説いただきました．過剰でも過小でもない，適正な検査のお役に立てましたら幸いです．（清水）

**レジデントノート**

Vol. 22 No. 16 2021〔通巻308号〕
2021年2月1日発行 第22巻 第16号
ISBN978-4-7581-1656-5
定価 本体2,000円＋税（送料実費別途）

年間購読料
　24,000円＋税（通常号12冊，送料弊社負担）
　52,200円＋税（通常号12冊，増刊6冊，送料弊社負担）
　　※海外からのご購読は送料実費となります
　　※価格は改定される場合があります

郵便振替 00130-3-38674



発行人　一戸裕子
編集人　久本容子
副編集人　保坂早苗
編集スタッフ　田中桃子，遠藤圭介，清水智子，伊藤　駿
広告営業・販売　松本崇敬，中村恭平，加藤　愛
発行所　株式会社 羊 土 社
　〒101-0052 東京都千代田区神田小川町2-5-1
　TEL 03(5282)1211／FAX 03(5282)1212
　E-mail eigyo@yodosha.co.jp
　URL www.yodosha.co.jp/
印刷所　三報社印刷株式会社
広告申込　羊土社営業部までお問い合わせ下さい．

# レジデントノート　2月号
# 掲載広告　INDEX

**■ 企業**



**■ 病院**